Jirina Prekop
Schlaf Kindlein,
verflixt noch mal!

Jirina Prekop

Schlaf Kindlein, verflixt noch mal!

So können Sie und
Ihr Kind ruhig schlafen

Kösel

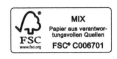

Verlagsgruppe Random House FSC® N001967
Das für dieses Buch verwendete FSC®-zertifizierte Papier
Munken Print liefert Arctic Paper Munkedals AB, Schweden.

11., überarbeitete Auflage 2013, 63,5 Tausend
Copyright © 2001 Kösel-Verlag, München,
in der Verlagsgruppe Random House GmbH
Umschlag: KOSCH Werbeagentur, München
Umschlagmotiv: ZEFA
Illustrationen: Monica May, München
Druck und Bindung: CPI – Ebner & Spiegel, Ulm
Printed in Germany
ISBN 978-3-466-30675-6

Weitere Informationen zu diesem Buch und unserem
gesamten lieferbaren Programm finden Sie unter
www.koesel.de

Inhalt

Prolog: Das Drama im Schlafzimmer 7

Vorwort 15

Zum Schlafen braucht das Kind Sicherheit 19
    Der Unterschied zwischen Sicherheit und
    Geborgenheit 24
    Das Geheimnis des guten Schlafes 25

Der geborgene Schlaf bei den noch ursprünglich
lebenden Völkern 28
    Die Hülle. 30
    Der Rhythmus 40
    Die Sicherheit des Ortes 46
    Die sichere Mutter. 46

Der sichere Käfig im technischen Zeitalter 48
    Die Vorteile. 60
    Die Nachteile 62

Weder Sicherheit noch Geborgenheit –
das Baby von heute 69
    Was bei der Nachahmung der instinktgebundenen
    Art der Kinderbetreuung trotz bester Absicht

übersehen wird 72
Die Folgen für das Kind und seine Eltern 76

Sichere Empfehlungen 96

Wie Sie größere Selbstsicherheit gewinnen. 96
Nehmen Sie sich an, auch wenn Sie Fehler machen 100
Verlassen Sie sich auf einen einzigen Ratgeber. . . . 102
Das Happyend vom »Drama im Schlafzimmer« . . . 103
Wenn die Beratung nicht reicht, ist eine Therapie
fällig 107
Der Tipp zum Abstillen 109
Ein Tipp zur Loslösung von der Mutter 110

Wie Sie für die Hülle und für den sicheren Ort sorgen können 114

Die Hülle. 114
Der sichere Ort 117
Nützen Sie den Rhythmus, um die Lebenskräfte
zu ordnen 122
Wiegen, Schaukeln, Streicheln, Massieren,
Singen 123
Einschlafen 124
Durchschlafen. 127
Verknüpfen Sie niemals das Trinken mit
dem Schlaf! 129

Ordnen Sie den Tag- und Nachtrhythmus sowie den Tagesablauf 140

Einige Tipps zur Lösung der Schlafprobleme größerer Kinder 144

Musik zum Einschlafen 148
Literaturempfehlungen 149

Prolog:
Das Drama im Schlafzimmer

Vorspiel

»Schlaf Kindlein, verflixt noch mal ...!« Diesen qualvollen Widerspruch kennen Sie bestimmt mehr als genug. »Mein Kind, das geliebteste Stück meines Lebens, würde ich am liebsten gegen die Wand klatschen!«

Ein unerträgliches Gefühl des Versagens und der Schuld erfasst Sie. Was bin ich für eine Mutter, die ihr Kind umbringen würde? Wie kann ich bloß auf den Gedanken kommen, dass ich mein Kind am liebsten an die Wand klatschen oder aus dem Fenster werfen würde? Was sind das für schreckliche Gedanken, nicht nur als Mutter, sondern auch als Mensch in Frage gestellt zu sein. Das Bild der glücklichen Familie, von der Sie träumten, liegt in Trümmern.

1. Akt

Die jungen Eltern sehen sich in zärtlicher Verbundenheit das Bild ihres süß schlafenden Kindleins an. Welch ein Gottessegen wurde uns geschenkt! Mit welcher Freude haben wir zusammen Hand in Hand Boutiquen durchwandert, bis wir diese fröhliche Bettwäsche mit den schlafenden Schäfchen gefunden und dieses Himmelbettchen ausgewählt hatten! Von allen Seiten wurden wir mit Glück- und Segenswünschen überhäuft. Wir waren noch nie so glücklich in unserer Ehe. Und nun schläft unsere gemeinsame Frucht, unser geliebtes Kind, versunken in seine Träume. Noch träumt es vielleicht vom Himmel, obwohl es schon glücklich bei uns gelandet ist ...

2. Akt

... aber, o weh! Welch ein Sturz von himmlischen Höhen bis zur höllischen Verzweiflung! Das Kind will gar nicht in seinem Himmelbettchen einschlafen. Es will hier nicht einmal liegen bleiben und schaut sich auch die Schäfchen auf seiner Zudecke nicht an. Ganz im Gegenteil, es schreit und schreit und schreit grundlos wie am Spieß. An einer Krankheit oder an Hungergefühlen kann es nicht liegen. »Alles wohlauf«, bestätigt der Kinderarzt. Es hat bereits seine abendliche Portion mit bestem Appetit verschlungen. Beim Baden hat es fröhlich gejauchzt, mit Papa Späßchen gemacht und die Liebkosungen mit Mama genossen. Und dennoch fängt es an, in voller Lautstärke zu kreischen, noch bevor es sein Bettchen überhaupt sieht. Als hätte es Augen im Rücken, weiß es genau, dass es jetzt ans Einschlafen geht. Durch einen Schnuller lässt es sich nicht täuschen. Es spuckt ihn heraus, um seinen Mund ganz weit aufreißen zu können. Vor lauter Schreien kann es die aufgezogene Spieluhr mit Mozarts Wiegenlied oder die liebevolle Einschlaf-CD gar nicht hören. Eher ist der Klang der Musik der Auftakt zu einer erneuten Schreiattacke.

Laut Omas Ratschlag wiegt man das Bettchen hin und her. Eine Zeit lang hat dies geholfen. Aber jetzt können die Eltern noch so intensiv schaukeln, das Kind kreischt trotzdem noch. »Bloß nicht in den Arm nehmen«, warnte die Oma, »sonst bekommst du das Kind nicht mehr los. Das Kind würde dann dauernd an deinem Arm kleben bleiben wollen. Tu das ja nicht!«

Die andere Oma war ähnlicher Ansicht, denn sie hatte schon mehrere Kinder großgezogen. »Vielleicht sind es Blähungen«, meinte sie, denn im Liegen würde das volle Bäuchlein auf die Lunge drücken. Nur aus diesem Grunde sollte man das Kind hochnehmen und beklopfen, damit es ein Bäuerchen machen kann. Weit gefehlt! Beim Hochnehmen wird das Kind zwar sofort still und macht auch sein Bäuerchen im wiegenden Arme, sobald es aber in sein Bett zurückgelegt wird, schreit es schon wieder. Dabei hat die Mutter es ganz vorsichtig gemacht, abgewartet, bis das Kind seine Augen schließt und es dann unter fließenden Bewegungen leise ins Bettchen zurückgelegt, sodass es die Aktion gar nicht merken konnte. Weit gefehlt! Dieser kleine Schreihals hört selbst die Flöhe husten. Er kreischt schon wieder.

Und mitten in der Nacht fängt das ganze Theater von neuem an. Die Nachbarn wollen schlafen, bald wird der alte Motzkopf von oben wieder mit seinem Besenstiel gegen die Wand klopfen – es ist zum Verrücktwerden. In ihrer Verzweiflung traut sich die Mutter, ihren Mann zu wecken. Allerdings wäre das Wecken nicht notwendig gewesen, denn er konnte sowieso nicht einschlafen. Aus der Ferne hat er mit seiner Frau mitgelitten, ihr beide Daumen gedrückt, damit das Einschlafen gelingt. »Bitte hilf mir, vielleicht hast du mehr Glück. Ich kann nicht mehr!«

3. Akt

Nun steht also der Papa opferbereit auf und macht dasselbe, was die Mama bereits gemacht und die Oma angeraten hatte: Schnuller geben, Spieluhr aufziehen, Bettchen hin und her schaukeln, hochnehmen, damit das Bäuerchen gemacht werden kann. Aber trotz aller Anstrengung will es immer noch kein Bäuerchen machen. Also wiegt und wiegt und wiegt er das Kindlein im Arme ... Da merkt er: Je mehr er das Kind wiegt, desto ruhiger wird es. Im Gehen ist das Wiegen am wirksamsten. Also hatte der Autor eines Buches über Schlafstörungen doch Recht gehabt. Man soll sich nicht scheuen, das Kind im Arme herumzutragen. Zum einen wachse sich der Schreiimpuls aus, zum anderen brauche das Kind zunächst die Anlehnung an den Rhythmus des mütterlichen oder väterlichen Herzschlags. So wandert der Papa mit dem Kind im Kinderzimmer herum, den Flur entlang und wieder zurück, die Treppen hinauf und wieder hinunter. Allmählich merkt er, dass das Kind umso stiller wird, je rhythmischer er sich bewegt. Also tanzt er einen wunderschönen Rhythmus, den er mit seiner Frau (damals noch Geliebten) in Brasilien beim Vollmond tanzte. Wie schön, denkt er sich, dass ich die Schritte immer noch kann, ich bin ganz vom Rhythmus durchdrungen und tanze den Tanz mit unserem Baby. Ich bin derjenige, der mit den Babys tanzt ...

Das Baby freut sich, von Schlaf jedoch keine Spur. Warum schläft es nicht? Vielleicht hat es tagsüber länger geschlafen, als es sollte? Aber ich kann doch nicht die ganze Nacht durchtanzen, wenn ich am Tag hellwach an meinem Arbeitsplatz sein muss!

»Mama, bitte wach doch du bei unserem Baby, wenn es nicht schlafen kann. Du hast ja Mutterschutz und kannst eher als ich tagsüber mal ausruhen.«

4. Akt

Die Mama hat zwischenzeitlich so gut wie kein Auge zugemacht, vielmehr hat sie mit bangem Gefühl bemerkt, wie das Kind immer wacher, allerdings auch immer zufriedener wurde. Sie fühlt sich von ihrem Mann leicht angegriffen, als hätte sie tagsüber mit dem Baby geschlafen, anstatt zu spielen. Der Gedanke, dass ihr Mann es mit dem Kind vielleicht besser kann, macht sie neidisch. Aber sie möchte auch ihren Mann verstehen, der ja für seinen harten Job den Schlaf braucht. Und so geht sie zu ihrem Baby zurück, voll innerer Selbstzweifel, mit einer Wut auf das Kind und auf ihren Mutterschutz, aber auch mit Wut auf ihren Mann und die Omas mit ihren unsinnigen Ratschlägen. Resolut legt (ja fast schmeißt) sie das schreiende Kind in sein Bettchen hinein. »Hier schläfst du und fertig basta!« Das Baby hört augenblicklich auf zu schreien und guckt die Mama mit großen Augen an. »O Gott, was bin ich bloß für eine Furie! Wie kann man nur so böse sein?!« Sanft nimmt sie ihr Kind in den Arm, aber während sie es voller Reuegefühl versöhnlich liebkost, fängt es wieder an zu schreien. Je mehr sie es tröstet, desto lauter wird das Weinen, bis es wieder in das unerträgliche, nicht aufhören wollende Kreischen übergeht.

Der Nachbar von oben klopft mit seinem Besenstiel gegen die Wand. Unerträglich! Wenn das Kind zumindest leise wäre! »Aber ich tanze mit dir doch nicht, wie es dein Papa machte! Oder doch? Ich mache es aber nicht wie er bei Licht, dadurch wirst du nur wach. Nein, ich tue es im Dunkeln.« Sie macht das Licht aus, nimmt das Kind in den Arm und wiegt es im Rhythmus: Eins, zwei, drei, eins, zwei, drei ... Ja, genau das ist es! Das ist doch der Herzrhythmus, den das Kind vor der Geburt spürte und hörte. Sie erinnert sich an die Stelle in Leboyers Buch. Eigentlich müsste es im Liegen ausreichen, wenn sie das Kind an ihr Herz legt. Sie probiert es im Dunkeln, ganz ruhig, nur das Herz pocht.

Ein heftiger Aufschrei ist die Antwort des Kindes. Es will das Herz der Mama nicht. Es lehnt die Mama ab. Sie weint verzweifelt und ist traurig. Wer bin ich eigentlich? Bin ich überhaupt die richtige Mutter für dieses Kind? Bin ich überhaupt eine gute Mutter? Jetzt weinen beide – das Kind laut, die Mutter leise.

5. Akt

Der Papa kommt. »So geht das nicht, verflixt noch mal«, und unter den harten Worten lässt er seine Tränen fließen und schluchzt. »So halten wir es nicht lange aus. Wann habe ich das letzte Mal die ganze Nacht durchgeschlafen und du auch? Etwas muss geschehen, bevor wir ganz kaputt sind. Bringen wir das Kind doch zur Oma!«

Und sie tun es. Das Kind wird in den Babykorb gepackt, der Korb auf dem Rücksitz angegurtet und ab geht die Post. Die Vorstellung, vor den Augen der Oma, die immer schon davor warnte, das Kind in der Nacht hochzunehmen, bloßgestellt zu werden, ist zwar schlimm, würde das Ehepaar aber in Kauf nehmen, wenn dies helfen würde.

Und auf diesem Wege geschieht alsbald das Wunder. Nach kurzer Fahrt sinkt das Kind bereits in einen tiefen Schlaf. Hurra! Auf der Stelle wird die Fahrtrichtung geändert. Der Weg führt nicht mehr zur Oma. Man erspart sich ihren Spott. Welch ein Glück! Der süße Fratz, das liebe Kindlein schläft! Es schläft wirklich während der ganzen Fahrt.

Beim Anhalten vor einer roten Ampel wacht das Kind aber wieder auf. Als gute Beobachter leiten die Eltern die Erkenntnis ab: Damit das Kind durchschläft, darf man nicht stehen bleiben. Demzufolge werden Hauptstraßen ohne Ampelanlagen gewählt. Noch vorteilhafter erscheint die Autobahn. Immerhin aber ist es eine Lösung des Problems. Sozusagen ein Leuchtturm in der Dunkelheit der eigenen Ohnmacht. Die Strategie ist ausgeheckt. Jede Nacht werden wir uns ablösen. So kommt jeder von uns mindestens jede zweite Nacht zu einem ausgiebigen Schlaf. Wie lange aber kann das der Mann bei seinem anstrengenden Beruf durchhalten? Die Angst bleibt. Immerhin ist die größte Krise des Dramas für den Augenblick vorbei. Im Grunde geht es jedoch nur um eine Pause, bevor das Drama erneut beginnt.

Eigentlich ein Drama mit Fortsetzung.
Es kann aber auch ein

Happyend

geben, welches sich dieses Buch sowieso zum Ziel setzt und das auf Seite 103 beschrieben wird. Haben Sie also bis dahin Geduld, liebe Mutter und lieber Vater, und lesen Sie zunächst die Wege, die zu diesem glücklichen Ende führen. Denn durch puren Zufall kann man dies nicht erreichen, sondern nur mithilfe des Verstandes.

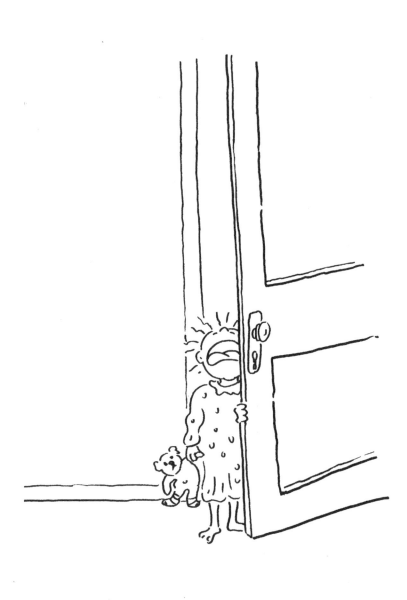

Vorwort

Vielleicht kennen Sie solche oder ähnliche Szenen aus eigenen Erfahrungen? Es gibt sehr viele Mütter, die sich zusammen mit dem Kind ins Ehebett legen müssen und ihm jedes Mal, wenn es aufwacht, die Brust geben. Dies bedeutet für den Mann, dass er etwa um die Zeit des Abendbrots seine Frau verliert und sie dann erst im Bett wiedersieht, aber nicht als Ehefrau spürt. Sie gehört nur noch ihrem Kind. Unzählige Male in jeder Nacht, bis zum zweiten oder sogar bis zum vierten Lebensjahr, gibt sie ihm die Brust als das sicherste Mittel gegen sein unzufriedenes Schreien. Da überlegt sich so mancher Mann, ob er dasselbe Opfer nochmals bringen soll, um ein zweites Kind in die Welt zu setzen. Die Frau hingegen hat scheinbar keine andere Wahl. Ohne ihre Brustwarze im Mund zu haben, schläft das Kind nicht ein, und eine Flasche als Ersatz akzeptiert es nicht. Somit ist der Vater aus dem Spiel. Er kann nicht helfen, auch wenn er es noch so gern möchte.

- Einige Mütter erschrecken vor ihren eigenen Mordfantasien, brechen physisch und psychisch zusammen und müssen einen Arzt oder Psychotherapeuten aufsuchen.
- Erstaunlich ist die Opferbereitschaft mancher Väter. Um die geliebte Frau zu entlasten, gibt es Väter, die mit dem Kind im Arm auf der Gartenschaukel viele nächtliche Stunden verbringen oder (es im Tragtuch haltend) unzählige Treppen hinauf- und hinuntergehen.

- Manche Väter können den Stress nicht aushalten. Mit dem Kind haben sie alles verloren: die Liebe der Frau, die Freude am Kind, das ruhige Zuhause. Sie fühlen sich allein und unverstanden. So hat der Mann sich das Zusammenleben als junge Familie nicht vorgestellt (die Frau allerdings meist auch nicht). Nach mehrmaligem Ehekrach, bei dem die Frau aus Erschöpfung und der Mann aus Entsetzen gereizt reagieren, trennen sie sich schließlich. Die junge allein stehende Mutter wird mit ihren Sorgen allein gelassen.

Vielleicht kennen Sie solche Fälle aus Ihrem Bekanntenkreis. Möglicherweise machen Sie sich auch Gedanken darüber, ob Sie überhaupt ein Kind in die Welt setzen sollen, wenn der Kindersegen in einem solchen Horror endet. Sie hören aus dem Munde Ihrer Kollegen von deren Problemen. Das süßeste Kind der Welt entpuppt sich als wahrhaftes Kuckucksei.

Nun, meine Absicht als Autorin dieses Buches ist es nicht, jemandem diesen Schrecken einzujagen, sondern der Freude am Kind den Weg zu ebnen. Ich will Ihnen als junge Eltern so viel Sicherheit geben, dass sich das Kind bei Ihnen ganz geborgen fühlt. Ich möchte, dass es Ihnen mit Ihrem Kind so gut geht, dass Sie Lust auf die Fortsetzung des Kindersegens und Freude an einer kinderreichen Familie haben. Ein Kind braucht ja Geschwister und diese Welt gute Nachkommen, die sich für die Erneuerung der Menschheit einsetzen.

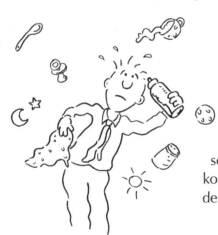

Bei dieser Gelegenheit gebe ich Ihnen gleich einen hoffnungsvollen Rat: Beim nächsten Kind wird alles besser. Die Schlafstörungen treten am häufigsten bei Erstgeborenen auf. Wissen Sie warum? Die einfache Antwort lautet: Weil die Eltern beim Erstgeborenen noch unsicher sind. Das Kind wird wie ein zartes, zerbrechliches Juwel behandelt. Die Eltern trauen sich kaum, es anzufassen.

Was macht junge Eltern so unsicher? Dafür gibt es mehrere Gründe, die ich später noch erläutern werde, damit Sie sich nicht mit unnötigen Schuldgefühlen plagen. Die Ursachen sind nicht von Ihnen verschuldet worden. Ein möglicher Grund ist die Tatsache, dass Sie in einer Kleinfamilie aufgewachsen sind, in der Sie den Umgang mit kleinen Kindern nicht lernen konnten. Ich würde Ihnen gönnen, die vielen jungen Mütter von heute zu beobachten, wenn sie das Neugeborene zum ersten Mal baden sollen. Sie bekommen panische Angst, dass sie dem Kind etwas antun könnten und bewundern mit großen Augen, wie fürsorglich die Hebamme mit ihrem Kind umgeht.

Dieser Wegweiser will Sie bei der Kinderbetreuung sicherer machen.

Diese Unsicherheit der Mutter spürt das Kind mit all seinen Sinnen und reagiert darauf mit Unruhe. Das erste Kind ist nun einmal ein Versuchskaninchen. Das ist sein Schicksal. Seit jeher war dies so, nur ist heute die Unerfahrenheit noch ausgeprägter. Beim nächsten Kind ist es leichter. Je mehr Kinder Sie auf die Welt bringen und je mehr Routine Sie dabei gewinnen, desto sicherer werden Sie bei der Versorgung der Kinder.

Und noch eine tröstende Sicherheit kann ich Ihnen geben: Dieses Kind, das Sie bereits jetzt so maßlos stresst, wird eines Tages nachts durchschlafen können. Wann, ist nicht leicht zu sagen, vielleicht erst in der Pubertät. Das sage ich mit Galgenhumor, aber immerhin mit Humor. Ihr Leben geht also nicht unendlich so weiter. Sie können das Vorübergehende durchhalten.

Ich schreibe dieses Buch in einem lockeren Erzählstil, als säßen wir zusammen an einem Tisch in meiner Beratungsstunde. Ich bin weit davon entfernt, die Reihe von populärwissenschaftlichen Büchern zu vermehren, die auf dem Markt wie Pilze aus dem Boden schossen, als die Schlafprobleme bei Kindern zum heißesten Problem wurden. Solange Sie wie in einer Sackgasse stecken, lesen Sie sowieso nichts, schon gar nicht ein dickes Buch. Vielmehr möchten Sie einfach und ohne Umwege auf einen sicheren Pfad geführt werden, der eine Lösung, ja eine Erlösung bringt. In diesem Sinne möchte ich dieses Buch verstehen: als Wegweiser, der Sie bei der Kinderbetreuung sicherer macht, sodass der zermürbende Stress verhindert wird. Mir geht es darum, dass Sie miteinander und aneinander viel Freude haben, damit die Liebe nicht zu kurz kommt.

Wichtiger Hinweis für ungeduldige Eltern:

Wenn Sie wollen, beginnen Sie mit Seite 96, um sich sofort »sichere Empfehlungen« zu holen. Falls Sie aber für diese Empfehlungen eine Begründung wollen, dann lesen Sie auf den folgenden Seiten weiter.

Zum Schlafen braucht das Kind Sicherheit

Ohne Sicherheit bzw. Geborgenheit schläft kein Mensch gut. Erklären wir aber zunächst einmal, was Sicherheit und Geborgenheit bedeutet und was die beiden Begriffe unterscheidet.

Sicherheit

Das Gefühl der Sicherheit entsteht dadurch, dass sich der Mensch auf die Erfüllung seiner Erwartungen voll und ganz verlassen kann. Ein Beispiel: Ich erwarte, dass die Bremse meines Autos sofort funktioniert, wenn ich das Bremspedal bediene. Und tatsächlich, ich trete das Pedal, und das Auto wird gebremst. Auf meine Kenntnisse über die Handhabung der Bremsvorgänge als auch auf die Bremse kann ich mich also voll und ganz verlassen. Falls die Bremse nur ab und zu funktionieren würde, dann könnte ich mich auf sie überhaupt nicht verlassen. Sie wäre mir zu gefährlich! Ich würde sie lieber erst gar nicht benutzen. Die Sicherheit ist also ein durchaus sachlicher, ja sogar ein technischer Begriff. Allerdings gibt es in Bezug auf die Sicherheit keine halben Sachen: Entweder gibt es sie oder nicht.

Geborgenheit

Genauso ist die Geborgenheit zu betrachten. Sie entsteht infolge der gleichen Sicherheit, sich auf die Erfüllung der Erwartungen verlassen zu können; in diesem Fall auf die zwischenmenschlichen Beziehungen. Auch hier wird das Totale verlangt, nichts Halbherziges. Am Beispiel der Treue lässt sich dies gut verdeutlichen. Ist ein Mann nur ab und zu treu, dann kann man sich auf seine Treue eigentlich gar nicht verlassen. Auch ein Kind fühlt sich erst dann geborgen, wenn es sich voll darauf verlassen kann, dass die von ihm erwarteten Reaktionen des ihm am nächsten stehenden Menschen eintreten. Das Kind will eindeutig wissen, dass an seinem Bettchen kein anderer Mensch erscheint als der, den es schon von seiner Stimme, seinem Blick, seinem Geruch, seiner Art des Hochnehmens her kennt. Es kann sich nur dem Menschen anvertrauen, der voraussagbar, voraussehbar, vorausspürbar usw. ist. Und es kann sich nur dann verlassen, wenn die von ihm erwartete Situation in aller Eindeutigkeit und Exaktheit so eintritt, wie es sie kennt. Je kleiner und sensibler das Kind ist, desto abhängiger ist es von der Unveränderbarkeit seiner Umwelt. Vor allem aber muss das Kind in aller Eindeutigkeit spüren, dass es vollkommen angenommen ist.

Dieses Bedürfnis nach dem gewohnten Nest hat seinen Ursprung bereits in der vorgeburtlichen Lebenszeit des Kindes. Schon im Bauch der Mutter nahm es dieses Urvertrauen wahr. Hier machte es erstmals die beruhigende Erfahrung der vorausshörbaren und vorausspürbaren Wahrnehmungen. Auf den nächsten Herzschlag der Mutter konnte sich das Kind rund um die Uhr verlassen. Der Uterus war sein einziger Lebensraum, der sich nicht veränderte und der sich

> Ein Kind fühlt sich dann geborgen, wenn es sich darauf verlassen kann, dass die von ihm erwarteten Reaktionen des ihm am nächsten stehenden Menschen eintreten.

nur ganz langsam ausweitete, so wie das Kind eben heranwuchs. Umso mehr fühlte sich das Kind von allen Seiten beschützt, versteckt, verborgen.

Bemerken Sie die Ähnlichkeit der Worte verborgen – geborgen? Im Uterus konnte sich das Baby vollkommen auf das Versteck verlassen, welches immer gleich rund, gleich weich, gleich feucht und gleich dunkel war. Von den Wänden dieses Verstecks umgeben, spürte das Kind, dass seine eigenen noch ungezielten, unruhigen Bewegungen wohltuend gehemmt und durch die rhythmischen Bewegungen der Mutter geordnet und harmonisiert wurden. Durch die Atembewegungen der Mutter wurde das Ungeborene etwa 16-mal pro Minute gewiegt. (In den 70er-Jahren wurde im Rahmen einer Untersuchung, die von A. Korner an der Universitätsklinik von Stanford durchgeführt wurde, eine Gruppe frühgeborener Kinder in diesem Rhythmus von 16 Schwingungen auf schaukelnde Wasserbetten gelegt. Im Unterschied zu den Kindern, die nicht geschaukelt wurden, waren die geschaukelten Kinder weniger schreckhaft, sie atmeten ruhiger und schliefen vor allem besser ...) Bewegte sich die Mutter, dann waren es beim Gehen etwa 70 bis 80 Schwingungen pro Minute. (Der berühmte Verhaltensforscher D. Morris stellte aufgrund seiner Experimente fest, dass die meisten Kinder bei diesem Tempo in der Wiege einschlafen.) Wenn die Mutter rhythmisch körperlich arbeitete, zum Beispiel Teig rührte, Schnee schippte oder Wäsche schwenkte, wenn sie tanzte oder ihre Gymnastik machte, dann bewegte sie das Kind in ihrem Bauch mit über 100 Schwingungen pro Minute hin und her. (Dieses intensive Tempo erinnert an die gängigen Erfahrungen mit schreienden Kindern. Ohne dass wir erst groß darüber nachdenken müssen, schaukeln wir das Kind umso schneller, je lauter es schreit.) In diesem stets wiegenden Nest konnte sich das Kind darauf verlassen, dass es ununterbrochen von links nach rechts und von rechts nach links, von unten nach oben und von oben nach unten sowie von vorne nach hinten und von hinten nach vorne bewegt wurde.

Diese stetige, rhythmische Stimulation des Gleichgewichts hat eine fundamentale Bedeutung. Das Gleichgewichtszentrum ist nämlich eines der am frühesten sich entwickelnden Gehirnteile. Es vermittelt dem Embryo, noch während er sich »schwimmend« im Fruchtwasser befindet, die ersten Wahrnehmungen. Es dient als Schrittmacher für die wichtigsten vegetativen Funktionen (Atmung, Schlaf- und Wachrhythmus u.a.) und als Grundstein für die Zusammenarbeit zwischen den Sinnen und der Motorik. Das Kind ist aber noch nicht in der Lage, selbst seinen Rhythmus zu ordnen. Dazu braucht es die ordnende Kraft seiner Mutter. Indem sie sein Gleichgewicht anregt, bildet das Baby die ersten Ansätze für sein inneres Gleichgewicht. Es fängt an, in sich zu ruhen.

Nach der Geburt muss sich das Kind noch lange darauf verlassen können, dass die Geborgenheit im Nest, sprich die gleich bleibende Wahrnehmung, fortgesetzt wird. Die Wissenschaftler weisen auf eine große Unreife des Neugeborenen hin, die sie mit einer »physiologischen Frühgeburt« vergleichen. Um zum Zeitpunkt der Geburt die gleiche Lebenstüchtigkeit wie andere Säugewesen zu haben, müsste das Menschenkind um weitere zwölf Monate im Bauch der Mutter getragen werden. Es ist das Schicksal des Menschen, dass er diese enge Bindung nicht in der Mutter, sondern an der Mutter fortzusetzen hat. Vor allem geht es um das Spüren der warmen, sich rhythmisch wiegenden Hülle. An großen Veränderungen hat das Baby noch kein Interesse. Diesen kann es sich erst viel später aufgrund seiner wachsenden Neugierde öffnen. Allerdings ist dies nur tagsüber möglich und nur in Bezug auf neue Erfahrungen beim

Ein Baby hat an großen Veränderungen noch kein Interesse.

Spielen, Sprechen, Schmusen. Diese Offenheit für das Neue setzt erst etwa mit dem ersten Lebensjahr ein und weitet sich schrittweise aus. Wenn sich das Kind jedoch unsicher oder ermüdet fühlt und zur Ruhe kommen möchte (dies gilt grundsätzlich für das Ein- und Durchschlafen), dann zieht es sich auf seine bewährten, da immer gleich bleibenden Menschen, Dinge und Tätigkeiten zurück. Es sucht den vertrauten Schoß seiner Mama oder seines Papas, es besteht auf der gewohnten Körperlage, auf der bestimmten Art des Streichelns, auf seinem Daumen im Mund. 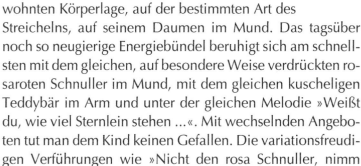 Das tagsüber noch so neugierige Energiebündel beruhigt sich am schnellsten mit dem gleichen, auf besondere Weise verdrückten rosaroten Schnuller im Mund, mit dem gleichen kuscheligen Teddybär im Arm und unter der gleichen Melodie »Weißt du, wie viel Sternlein stehen ...«. Mit wechselnden Angeboten tut man dem Kind keinen Gefallen. Die variationsfreudigen Verführungen wie »Nicht den rosa Schnuller, nimm doch lieber den neuen mit Blümchen ...« oder »Sieh mal, dieses Stoffhündchen von der Oma ist doch viel kuscheliger als dein schmuddeliges Bärchen ...« oder mal dieses Lied und mal jenes entsprechen dem Geschmack der Großen und deren Freude an überraschender Animation. Das Kleinkind aber ist ein Gewohnheitsmensch. Die unberechenbaren Veränderungen rauben dem Kind die Chance, sich auf seine gewohnten, vertrauten Umstände zu verlassen. Es kann sich nicht geborgen fühlen, und es kann sich auch nicht entspannen. Entweder wird es nervös, weil es anstatt der Ruhe eine riesengroße Unterhaltungsshow bekommt, oder es geht auf die Show ein und will die Unterhaltung fortsetzen. Es kann aber keinesfalls ruhig einschlafen.

Mit wechselnden Angeboten tut man dem Kind keinen Gefallen.

Der Unterschied zwischen Sicherheit und Geborgenheit

Wie Sie an den Beispielen gemerkt haben, ist die Sicherheit auf die sachlichen Äußerlichkeiten bezogen (Bremspedal, die Regeln des Straßenverkehrs, Sicherheitsmaßnahmen am Arbeitsplatz u. Ä.). Das Gefühl der Geborgenheit entsteht hingegen durch Sicherheiten in den Bindungen zwischen den sich nahe stehenden Menschen. Geborgenheit hat mit Liebe zu tun.

Vielleicht werden Sie auf den ersten Blick glauben, die Geborgenheit sei weit mehr als die Sicherheit. Irrtum! Eine Geborgenheit ohne Sicherheit gibt es nicht! Die Sicherheit ist das Fundament, auf welchem die Geborgenheit erst entstehen kann. Sie ist die Voraussetzung dafür, dass man sich überhaupt geborgen fühlen kann. Vergleichen Sie dies einmal mit dem Fundament und den Tragsäulen eines Hauses. Sie können die erste Etage noch so liebevoll gestalten und ausstatten, wenn das Fundament nicht gut erstellt ist, stürzt alles in sich zusammen, mitsamt den schönen Vorhängen, Kissen und Vitrinen. Die Mutter kann noch so zärtlich, aufopfernd und stets in der Nähe ihres Kindes sein, wenn sie in ihrem Handeln dem Kind nicht sicher voraussagbar erscheint, dann fühlt sich das Kind nicht geborgen. Die Seele des Kindes wünscht sich sehnlichst, in einem sicheren Hafen zu landen, wo sie sich geborgen fühlen kann.

Es gibt aber auch eine Sicherheit ohne Geborgenheit! Und diese Sicherheit braucht jeder Mensch für seinen gesunden Schlaf. Hier zeichnet sich zugleich die Antwort auf die Frage ab, warum es früher nicht so viele Schlafstörungen gab wie heute.

Das Geheimnis des guten Schlafes

Jeder Mensch möchte dort aufwachen, wo er eingeschlafen ist. Ob das ein Erwachsener ist oder ein Kind, bei allen Menschen ist das gleich. Es ist eigentlich ganz einfach zu verstehen. Stellen Sie sich vor, als ein sonst erfahrener, mutiger Mensch schlafen Sie in Ihrem Bett ein und wachen im Flugzeug wieder auf. Oder Sie schlafen auf dem Beifahrersitz ein und wachen im Bett auf (ganz zu schweigen von der katastrophalen Befürchtung, Sie könnten im Krankenhaus aufwachen).

> Treten Umständen ein, die Sie nicht erwartet haben, werden Sie wachgerüttelt.

Durch das Eintreten von Umständen, die Sie nicht erwartet und auf die Sie sich deshalb auch nicht eingestellt haben, werden Sie wachgerüttelt. Ein Albtraum! Ein Schreck! Was ist los? Wo bin ich?

Zum ruhigen Schlaf brauchen Sie das vertraute Kissen unter dem Kopf, den aufgezogenen Wecker auf dem Nachttisch, die auf bestimmte Art und Weise zugezogene Jalousie. Sie sehen, es handelt sich dabei nur in geringem Maße um Gefühle der Geborgenheit, um Vertrauen und Liebe in zwischenmenschlichen Beziehungen, um Körpernähe. Worum es vor allem geht ist sachliche Sicherheit.

(Unterstellen Sie mir bitte nicht, dass ich von Körpernähe wenig halte. Im Gegenteil. Ich bin eine überzeugte Vertreterin der natürlichen Geburt, des Rooming-in, des Tragens im Tragetuch und der Festhaltetherapie, deren Sinn es ist, unter dichtem Körperkontakt widersprüchliche Gefühle zu konfrontieren und in Liebe umzuwandeln.)

Im Leben des Menschen gibt es Situationen, wo diese sachliche Sicherheit wichtiger ist als die zwischenmenschliche Sicherheit. Wenn Sie vor einer wackeligen Leiter stehen, dann ist Ihnen die Festigkeit der Sprossen viel wichtiger als Ihr intimster Freund, der Sie an sein Herz drücken oder in eine amüsante Diskussion verwickeln möchte. Seine Angebote würden Sie in dieser Situation belästigen, nervös machen, ja sogar noch mehr verunsichern. Eine ähnliche Rangordnung der Bedürfnisse bestimmt auch das Verhalten der Tiere. So braucht auch ein Tier zunächst seine Reviersicherheit, bevor es sein Nest anlegt und bevor es sich paart.

Zuerst prüft es die Sicherheit des Ortes und markiert mit seinen Sekreten die Grenzen des Reviers, um es anhand des vertrauten Geruches wieder erkennen zu können und um sich von anderen abzugrenzen. Das Versteck ist dem Tier wichtiger als die Nahrung. Wenn sich beispielsweise eine hungrige Katze auf die Beute stürzt, flüchtet sie sofort, wenn sie einen Hund hört. Wichtiger als die Sättigung und als der Genuss einer gut schmeckenden Mahlzeit ist ihr das Versteck, welches, wenn möglich, immer die gleichen, schon bewährten Bedingungen bietet: das Loch mit einem bestimmten Durchmesser, die Dunkelheit, die Abschirmung von hinten. Diese wahrnehmbare Sicherheit hat etwas Ursprüngliches und Bedingungsloses. Sie hat einen tiefen Grundwert, auf dessen Boden die höheren Werte wie Geborgenheit und Liebe erst gedeihen können.

Wichtig ist, sich darauf verlassen zu können, dass nach dem Aufwachen alles in der gewohnten Ordnung ist.

Das gleiche Bedürfnis hat auch der erwachsene Mensch, auch wenn er schon über innere Sicherheit verfügt. Auch ich möchte unter denselben Bedingungen aufwachen, unter denen ich eingeschlafen bin. Im gleichen hellblauen Pyjama, neben dem tickenden Wecker. Sollte ich in einem rosaroten Nachthemd aufwachen, bin ich verwirrt und unruhig.

Damit sich der Mensch in den Schlaf fallen lassen kann, braucht er also gleichbleibende Bedingungen. Und er braucht ebenso auch das so genannte gute Gewissen und die Sorglosigkeit. Im Grunde geht es wieder um das

Sich-Verlassen-Können, dass nach dem Aufwachen alles in der gewohnten Ordnung ist.

Das Kind kann sich in der Nacht bestens erholen, wenn es abends regelmäßig immer zur gleichen Stunde und an einem bestimmten Platz einschlafen und sich darauf verlassen kann, dass sich die Mama am frühen Morgen mit liebevollem Lächeln zu ihm hinabbeugt und sich freut, dass das Kind schon wieder wach ist.

Das klingt wie eine Utopie? O nein, der Schlaf des Kindes war nie ein großes Problem. Allerdings gilt diese Behauptung nur für gesunde Kinder. Ein fieberndes, von Schmerzen geplagtes Kind machte seinen besorgten Eltern schon immer die Nacht zum Tag.

Der geborgene Schlaf bei den noch ursprünglich lebenden Völkern

Schauen Sie sich einmal Bilder von der so genannten Dritten Welt an! Über das Wort »dritte« stolpere ich jedes Mal. Diese noch ursprünglich lebenden Völker müssten eigentlich als die erste Welt bezeichnet werden. Auf diese Weise lebten doch die Menschen seit Adam und Eva. Wie lange das jedoch her ist, das weiß die Wissenschaft bis heute noch nicht genau. Nach den letzten archäologischen Befunden dürfte es etwa zweieinhalb Millionen Jahre her sein, seit dieser Planet von Menschen bewohnt ist.

Allerdings mussten sich die verschiedenen Völker den jeweiligen Naturbedingungen anpassen, damit es ihnen möglichst gut ging und sie überleben konnten. Diese Anpassung war bedingungslos. Denn die Natur folgte ihrem Lauf. Je nach der Entfernung der kreisenden Erde um die Sonne entstehen Sommer oder Winter. Und so, wie sich die Erde um die eigene Achse dreht, wird es entweder dunkle Nacht oder heller Tag. Die Rhythmen der Natur samt Wetter und Nahrungsangeboten passen sich nicht den Menschen an. Das Verhältnis ist anders herum, die Menschen haben sich der Natur anzupassen. Je nach Kälte oder Wärme müssen sie für warme Iglus oder schattige Zelte sorgen. Bei Dunkelheit haben sie keine andere Wahl, als sich zur Ruhe zu legen und zu schlafen. Normalerweise schlafen die Menschen in der armen Welt im Dunkeln, denn Kerzen und Lampenöl sind teuer, man benutzt sie nur im Notfall. Bei Tagesanbruch stehen die Menschen wieder auf. Hier gilt der bekannte Spruch: Der Mensch geht mit den Hühnern ins Bett und steht mit dem krähenden Hahn wieder auf.

Ohne Zweifel wird dieser Rhythmus von den Hennen und dem Hahn mitbestimmt, aber der Wach- und Schlafrhythmus des Geflügels wird seinerseits wiederum durch die Bewegungen der Himmelskörper bedingt. Bei den durch die Natur bestimmten Verhältnissen gibt es nur eine bestimmte Art und Weise. Nur so und nicht anders. Und weil es keine andere Wahl gibt, stellen sich alle darauf ein. So kommt der Mensch in Einklang mit der Natur.

Aus diesem in die jeweiligen Naturbedingungen eingebundenen Lebensstil entwickeln sich dann die Traditionen. Besonders das Bedürfnis nach Sicherheit und Geborgenheit lässt sich bei diesen verwurzelten Traditionen gut erkennen. So wird beispielsweise bei der Art der Kinderbetreuung diesen Grundbedürfnissen auf eine ganz natürliche, einfache Weise Rechnung getragen. Dem Kind wird garantiert, dass es die Verbundenheit mit der sich sicher fühlenden Mutter, der warmen *Hülle* an *sicherem Ort* und *mit dem Rhythmus* weiterhin wahrnehmen kann. Wenn ich nun diese drei wichtigsten Grundelemente der Sicherheit und Geborgenheit einzeln untersuche, heißt das nicht, dass sie einzeln wirken; sie sind untereinander eng verflochten und wirken als Ganzes.

Die Hülle

Untersuchen wir die Bilder der Mütter und ihrer Kinder aus Kamerun: Tagsüber wird das Kind aus sehr praktischen Gründen meist im Tragetuch getragen. Denn eine andere Art der Aufsicht und des Transportierens gibt es nicht. Ähnlich wie im Bauch der Mutter ist das Kind von allen Seiten (bis auf das Köpfchen) vom Tuch umgeben. Dem deutschen Touristen kommt dies vielleicht absurd vor. Warum die Hülle und die Enge, wenn es doch offensichtlich warm ist und die Sonne scheint? Die afrikanische Mutter macht sich aber keinesfalls solche Gedanken. Sie überlegt nicht, warum sie dem Kind keine Freiheit für seine eigenen Bewegungen gibt und ob diese Einschränkung der Bewegungsfreiheit gerechtfertigt ist. Im Gegenteil, sie muss das Kind vor dem Herausfallen aus dem Tragetuch schützen.

Ein Baby möchte noch lange, hauptsächlich dann, wenn es Ruhe braucht, wirklich zur Ruhe gebracht werden.

Sie hat nämlich noch anderes zu tun, als sich mit dem Kind aktiv zu befassen. Sie überlässt es ihm, was es in seinem getragenen Nest macht. Es kann aus der Blickhöhe der Erwachsenen beobachten, was diese machen. Es bleibt ihm aber auch überlassen, ob es unter den wiegenden Bewegungen der gehenden oder arbeitenden Mutter einschläft und für wie lange. Wenn es weint, bekommt es nicht gleich die Brust. Man sieht es an der komplizierten Art des Anbindens an die Mutter, dass das Kind nicht so schnell und häufig in den Genuss des Stillens kommt. Es beruhigt sich vielmehr unter dem rhythmischen Wiegen, das bereits im Mutterleib die vertraute Bindung entstehen ließ.

Die Kinder dieser noch ursprünglich lebenden Völker weinen wesentlich weniger als die Kinder der technisch zivilisierten Welt. Und bekanntermaßen werden auch Schnuller und sonstige Beruhigungsmittel nur ganz selten benutzt. Aus den vielen Gesprächen, die ich sowohl mit Eltern als auch mit Fachleuten über die Ursachen der kleinkindlichen Unruhe und demzufolge über die Arten der günstigen und ungünstigen Babybetreuung geführt habe, weiß ich, dass die wohltuende Art des rhythmischen Wiegens noch am ehesten einleuchtet. Schwieriger zu verstehen ist, dass die Bewegungen des Kindes durch das enge Wickeln gehemmt werden. Warum darf sich das Baby nicht frei bewegen? Warum sollte man seinen Bewegungsdrang bremsen?

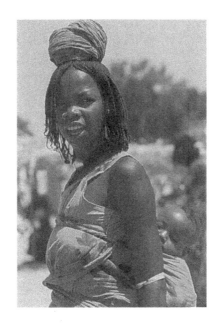

Es dauerte lange, bis ich einen der wichtigen Gründe dafür begriff. Das Baby möchte noch lange, hauptsächlich dann, wenn es Ruhe braucht, wirklich zur Ruhe gebracht werden. Aus eigener Kraft schaffen es die meisten Kinder nicht. Sie brauchen Hilfe von außen. Die Naturvölker leisten diese Hilfe, ohne darüber nachzudenken. Sie wissen meist gar nicht, was sie tun; sie tun es einfach instinktiv, meinte ich lange. Dies sagte ich wieder einmal bei einem Vortrag und wurde alsbald eines Besseren belehrt.

»Ich bin zum zweiten Mal in Ihrem Vortrag«, meldete sich ein Realschullehrer bei einer Diskussion zu Wort. »Als ich bei dem ersten Vortrag den Satz über das unbewusste Handeln der Naturvölker von Ihnen hörte, ließ mich das nicht zur Ruhe kommen, und ich musste der Sache nachgehen. Ich bin mit einer Frau aus Algerien verheiratet. Ihre Eltern leben in einer Stadt; beide sind akademisch ausgebildet. Die Großeltern waren Nomaden, sie zogen noch bis vor einigen Jahren durch die Wüste. Als ich im Urlaub im Hause meiner Schwiegereltern war, in dem sich viele Verwandte trafen, sah ich, dass hier kleine Kinder bis zu eineinhalb Jahren für sechs bis acht Stunden kerzengerade eingewickelt werden. Allerdings werden die Kinder nicht alleine in diesem Stillstand gelassen, sondern umhergetragen oder auf dem Schoß bewegt. Ich fragte, ob sie wüssten, warum sie das tun, denn eine Psychologin aus Mitteleuropa würde behaupten, dass sie nicht bewusst, sondern instinktiv handeln. Von meinen Schwiegereltern bekam ich eine sofortige Antwort. ›Aber selbstverständlich wissen wir, was wir machen. Wir bringen den Kindern bei, sich den Gesetzen der Wüste zu fügen. Sie lernen somit auszuhalten und durchzuhalten.‹«

Da rief eine Zuhörerin aufgeregt, ohne zu warten, bis ihr das Wort erteilt wurde: »Die Kinder lernen aber nicht, was Freiheit ist! Ihr Wille wird gebrochen!« Woraufhin der Realschullehrer erwiderte: »Meinen Sie, dass die Nomaden einen schwachen Willen haben? Sie meinen, dass die Nomaden nichts von Freiheit wissen?«

Wie auch immer die Erklärung sein mag, diese Art der Kleinkindbetreuung hat sich offensichtlich während der ganzen Menschheitsgeschichte bewährt. Wenn sie schädlich gewesen wäre, dann hätte man der gesamten Menschheit einen Schaden zugefügt, der während der mehrere Millionen Jahre dauernden Entwicklung zur Degeneration der Gattung Mensch geführt hätte. Dies aber trifft nicht zu. Und falls degenerative Erscheinungen bei den Menschen zu finden sind, dann treten diese nicht bei den noch naturgebundenen Völkern auf, sondern eben bei den hochzivilisierten Völkern, die sich von den uralten Arten der Kinderbetreuung losgesagt haben. Falls das Leben auf diesem Planeten bedroht ist, dann sicherlich nicht durch die Indios, die Filipinos und die Eskimos. Wir haben also immer noch von diesen armen Völkern zu lernen. Sie sind zwar materiell ärmer als wir, aber als Träger der seit jeher wirkenden Schöpfungsordnung, unter deren Einhalten die Menschlichkeit gedeiht, sind sie reicher. Sie machen dabei auch Fehler (zum Beispiel gibt man in einigen Kreisen unruhigen Kindern auch Opium), und einiges, bedingt durch ihren Lebensstil, gestattet die Entfaltung der Individualität nicht. Diese Mängel dürfen wir nicht übernehmen. Die Entwicklung schreitet voran, sie verläuft niemals rückwärts. Der Weg geht nicht in den Urwald zurück, vielmehr muss der aus dem Urwald kommende Mensch die dort gemachten, allgemein gültigen Erfahrungen, welche seinen Grundbedürfnissen nach Geborgenheit, Liebe und Willen entsprechen, sich bewahren. Sonst wäre er nicht in der Lage, weitere Erfahrungen zu sammeln.

Auf welche Bilder man auch immer quer durch die Jahrhunderte blickt, immer fallen einem die gewickelten Kinder auf. So ist zum Beispiel auf dem von Giotto (1267-1337) gemalten Bild der Flucht nach Ägypten in der Basilika des hl. Franziskus von Assisi der kleine Jesus total eingewickelt zu sehen. Nur sein zur Mutter gewandtes Gesicht ist frei. Er wird auf ihrem Schoß von ihren Armen und zusätzlich noch von einem Tragetuch gehalten. Nicht anders als bei den Kindern der algerischen Nomaden. Auch Jesus musste lernen, sich den Gesetzen der Wüste zu fügen; denn er hat das Menschsein mit allen Höhen und Tiefen auf sich genommen. Den Versuchungen in der Wüste hat er tapfer Widerstand geleistet.

Das nächste Beispiel tapferer, sozialer und vorbildlich verantwortlicher Menschen sind die Apachen. Hat vielleicht jemand Zweifel an der Willenskraft und an dem feinen sozialen Empfinden dieses Indianerstammes? Nicht nur das Land wird geehrt, sondern auch die Kinder, denn nach dem Glauben der Indianer ist ihre Seele auf die Erde gekom-

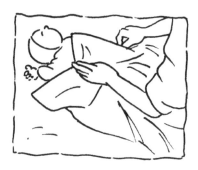

Abb. 1
Der linke Zipfel des Tuches wird über die Schulter unter die rechte Achselhöhle geschoben.

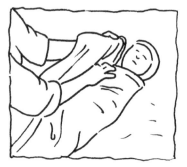

Abb. 2
Mit der rechten Seite wird ebenso wie auf Abb. 1 verfahren.

men; deshalb ist es auch verpönt, Kinder zu schlagen. Die Sorge um das Wohl der Nachkommen ging bei den Indianern so weit, dass sie Acker, Siedlungen usw. für die nächsten fünf Generationen geplant haben. (O weh! Wo ist denn diese Verantwortung in unserer technokratischen Gesellschaft geblieben, die nur noch von Jahr zu Jahr und von heute auf morgen lebt?) Auch das Apachenkind ist von Kopf bis Fuß eingewickelt. Es wird aber in diesem statischen Zustand nicht irgendwo hingelegt. Es wird von seiner Mutter, seinen älteren Schwestern und Tanten überall hingetragen. Ganz allmählich bekommt es mehr und mehr Freiheit. Und wenn es drei Jahre alt ist, dann kommt der kleine Apachenjunge zu seinem Vater, seinen Brüdern und Onkeln. (Während ich diesen Absatz schreibe, überlege ich, ob ich noch die Gegenwartsform benutzen kann. Die Lebensform der Indianer mitsamt ihrer Ethik wurde ja von den weißen Eroberern auf eine brutale Art und Weise beinahe völlig zerstört.)

Die Kinder der Sherpas im hohen Himalaya-Gebirge werden tagsüber in Felle eingebunden. Draußen herrscht

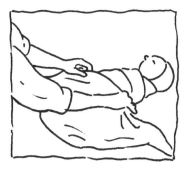 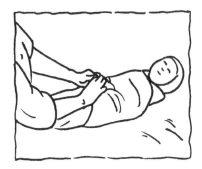

Abb. 3
Die gesamte Fußseite des Tuches wird nach oben hin zum Bauch gefaltet.

Abb. 4
Beide Zipfel werden hinter dem Rücken überkreuzt, auf die Vorderseite geführt und knotenförmig eingeschlagen.

eine bissige Kälte. Wer nicht unbedingt hinaus muss, der bleibt lieber in dem kleinen Zuhause. Das sind meist die Mütter mit ihren Kindern. Aber selbst zum Herumtragen ist hier kaum Platz, und warm ist es nur vor dem offenen Kamin. Es gibt nur wenig freien Raum, weil die meisten Hausarbeiten hier verrichtet werden. So liegt das Kind fern von der Wärme des Kamins, aber in der Wärme der Felle. Zweimal pro Tag wird es von der Mutter dicht vor den Kamin genommen, nackt ausgezogen und auf dem Schoß der Mutter nach bestimmten traditionellen Ritualen eine Stunde lang kräftig massiert. Wer wagt es, die Lebenstüchtigkeit der Sherpas in Frage zu stellen?

Um die verschiedenen Arten des Wickelns je nach Naturbedingungen und je nach Lebensweise zu beschreiben, bräuchten wir ein ganzes Buch. Um die Brücke von den alten Zeiten zur Gegenwart zu schlagen, bediene ich mich eines Aufsatzes des bekannten Kinderarztes Professor Kosenow, der in der Zeitschrift *Kinderkrankenschwester* (1983, S. 257-259) erschienen ist. Er nimmt anhand alter Bilder die scheinbar »barbarische« Methode des engmaschigen Wickelns unter die Lupe.« »Sämtliche Darstellungen der Bildenden Kunst – seien es nun Holz- oder Kupferstiche, Münzprägungen, Reliefs oder Skulpturen – geben davon einhellig Zeugnis. Dafür sei hier nur noch ein Beispiel aus der naiven Kunst, der Votiv-Malerei, angeführt«, schreibt er und zeigt das Votivbild von Zwillingswickelkindern, das im Tiroler Volkskundemuseum in Innsbruck ausgestellt ist. »Die hierauf demonstrierte Wickeltechnik ist keinesfalls extrem, sondern demonstriert die Regel. Nahezu immer wurden von den Bandagen Arme und Beine miterfasst ... Hier wird nämlich exakt und erbarmungslos abgebildet, was sozusagen jahrtausendelang ... gang und gäbe war ... Tatsache ist jedenfalls, dass sich der Brauch des Wickelns, des › Fatschens‹ in Süddeutschland (von lat. fascia = Binde, Band), trotz ärztlicher Abänderungsversuche so hartnäckig bis in die Neuzeit fest verankert gehalten hat ... Ich vermute, dass von dieser ›Zwangsjacke‹ ein Beruhigungseffekt ausgegangen sein muss ... Ich erinnere mich nämlich an unser allseitiges Erstaunen, als uns erstmalig die ›Babix‹-Kunststoffhüllen für die Röntgenuntersuchung der Säuglinge zur Verfügung gestellt wurden. Obwohl die Kinder hierin an Armen und Beinen ›gefesselt‹ und mit der eng anschließenden Hülle ›aufgehängt‹ werden mussten, schliefen sie zu unserer Überraschung ziemlich schnell ein und ließen sich durch die Untersuchung in ihrer Ruhe nicht stören.«

Während ich dieses Buch schrieb, schickte mir Professor Kosenow freundlicherweise noch einen weiteren Artikel, den er 1992 ebenfalls in der Zeitschrift *Kinderkrankenschwester* drucken ließ. Hier berichtet Frau Christina Klausing, die seit 1988 die Kinderstation im Grenzdurchgangslager Osnabrück leitete, über ihre Beobachtungen der Wickelmethode, wie diese von den Frauen aus der ehemaligen UdSSR praktiziert wurde.

Sie schildert ihr großes Entsetzen, das das engmaschige Wickeln bei ihr zunächst auslöste. Sie vermutete, dass es schädlich sein müsste. Aber sie konnte keinen Schaden feststellen. »Denn ich konnte beim Baden auch die sechs Monate alten, die acht Monate alten und die einjährigen Kinder sehen, sowie die sehr stabilen Zweijährigen in der Spielstube –, alles Kinder, die sich mit einer auffälligen Sicherheit bewegten. Diese geraden und stabilen Kinder ›platzten‹ geradezu in mein alltägliches Berufsleben; ich konnte nicht an ihnen vorbei. Und diese Kinder – alle als Säuglinge so gewickelt? Was konnte denn dann daran so falsch sein? Vor allem der Vergleich mit hiesigen, oft schon früh nervösen Kindern stieß mich praktisch auf die Frage: ›Was ist mit der Wickelmethode?‹«

> Die freie Bewegungsmöglichkeit unserer Säuglinge ruft oftmals Überforderung und Nervosität hervor.

Frau Klausing ging also dem Sinn und dem Zweck dieses Wickelns nach. Von den Müttern erfuhr sie folgende Begründungen: Der Säugling kratzt sich nicht im Gesicht, er schaut sich um, er ist ruhig und bekommt seinen Schlaf, er ist einfacher zu tragen, er verkühlt sich nicht ... Die Kinder werden bis zum Ende des dritten Lebensmonats auf diese Weise gewickelt. Ab dem dritten Monat wird nur noch die Decke auf die beschriebene Art und Weise umgeschlagen.

Und Frau Klausing leitet davon die ganz logische Frage ab, ob die vermeintlich freie Bewegungsmöglichkeit, die unsere reiche Gesellschaft den Säuglingen gönnt, nicht deren Überforderung und Nervosität hervorruft.

Im Grunde müsste ich mich nicht auf die Darstellungen anderer Zeiten und anderer Länder berufen. Meine Schwester (Jahrgang 1926) und ich (Jahrgang 1929) wurden noch ähnlich gewickelt. Allerdings benutzte man dazu keine Bandagen, sondern Wickelkissen. Dies tat unsere Mutter traditionsbewusst, so wie sie es in ihrer nordmährischen Bauernfamilie selber erlebte. Zu dieser Zeit ereignete sich hier jedoch ein Umbruch, der in den reicheren westeuropäischen Ländern und in den USA um einiges früher einsetzte. Die mit dem Tempo des technischen Zeitgeistes fortschreitenden modernen Kinderärzte rieten von dem engmaschigen Wickeln ab. Dem Säugling die Freiheit für seine eigenen Bewegungen zu geben, lag voll im Trend. Aber auch die Betonung der Sauberkeit spielte eine erhebliche Rolle. Das kompliziert gewickelte Baby hat man ja nicht so oft ausgepackt, um ihm frische Windeln anzulegen. (Merkwürdig, dass es in den primitiven Zeiten des Wickelns weniger Fälle von Neurodermitis gab als in der nach Sterilität trachtenden modernen Körperpflege!) Und da meine Mutter in die Stadt einheiratete, unterlag sie den neuesten Ratschlägen. Während meine ältere Schwester in ihrem ersten Lebensjahr noch bis zum Hals im Wickelkissen steckte, gönnte mir meine Mutter drei Jahre später Freiheit für meine Hände. Ob es für mich gut war, kann ich bis heute nicht sagen. Jedenfalls ist meine Schwester sportlich und handwerklich wesentlich gewandter als ich. Bei ihren Patienten (sie praktizierte viele Jahre als Ärztin) war sie bekannt wegen ihres feinen motorischen Geschicks bei der Behandlung, und mit Vorliebe näht sie auch heute noch alle ihre Kleider alleine. Dies ist nicht meine Stärke, obwohl ich meine Arme und Hände früher als sie frei bewegen konnte.

Erst wenn sich das Baby sicher gehalten fühlt, kann es sich anvertrauen.

Der Vergleich mit unseren Urahnen oder den noch heute ursprünglich lebenden Völkern liegt auf der Hand. Wer möchte bezweifeln, dass die Kelten, Germanen, Griechen, Azteken ... geschickt und lebenstüchtig waren?

Welche geheimnisvolle Wirkung hat das scheinbar unterdrückende Wickeln? Die Erklärung leuchtet nur mithilfe des Begriffes der Sicherheit ein. Die hautnahe Hülle ist dem

Kind genauso vertraut, wie es ihm schon die Wände des Mutterleibs waren: Es ist sein unveränderbares, vorausspürbares Nest – eben seine Nestwärme. Sie haben sicher gemerkt, liebe Eltern, dass der Betreuer nicht unbedingt die Geborgenheit mit seiner Zuwendung spenden muss. Allein das Verbleiben im Fell oder in der Kunststoffhülle beim Röntgen schaffen das sichere Gefühl und die Entspannung. Denn erst wenn sich das Baby sicher gehalten fühlt, kann es sich auch anvertrauen.

Das Geheimnis liegt also in der Hülle. Ihr Ursprung kommt von einer höheren Dimension. Sämtliche kosmischen Energien, die in einem Innenraum wirken sollen, können nur dann ankommen, wenn der Innenraum von außen lückenlos umhüllt ist. Die Erde gedeiht nur dann, wenn sie von dem atmosphärischen Mantel mitsamt seiner Ozonschicht geschützt wird. Die schädlichen Folgen der Ozonlöcher sind uns inzwischen bekannt. Bei der Struktur des Atoms sprechen wir eindeutig von der Elektronenhülle, und auch dem Ei geht sein Leben ohne die Schale verloren. Das Geheimnis der Schöpfung ist also in der Begegnung der Kraft von innen und außen zu suchen. So benötigt auch die Kraft der Seele eine sicher geordnete, irdische Hülle, damit ihr die Einverleibung gelingt.

Soweit also zur Hülle. Und nun zum zweiten Grundelement der Sicherheit und Geborgenheit:

Der Rhythmus

Die naturverbundenen Völker schenken ihren Kindern diesen Rhythmus nicht immer und nicht unbedingt hautnah, wenn sie das Kind tragen. Sie bedienen sich vielmehr einiger Gegenstände, welche den mütterlichen Rhythmus ersetzen.

Bevor Sie jetzt weiterlesen, machen Sie sich bitte zuerst folgende Tatsache bewusst: Durch die gleichmäßig wiederholte Anwendung sachlicher Gegenstände vermitteln die Eltern dem Kind die Sicherheit. Dadurch, dass sie es aber ganz sicher und eindeutig (also voraussagbar) und mit viel Liebe tun, vermitteln sie die Geborgenheit.

Zur Anwendung der Attrappen, die eine regelrechte Nestwärme im wiegenden Arm der Mutter erzeugen, gibt es verschiedene Gründe. Manchmal braucht die Mutter freie Arme, um zu arbeiten. Ein anderes Mal muss sie den kleineren Kindern den Vorrang geben. Auf einem Bild des niederländischen Malers Lucas van Leyden (1494-1533), das dem niederdeutschen Volksbuch *Till Eulenspiegel* als Vorlage diente, sehen wir eines der kleinen Kinder auf der Schulter der Mutter. Der Vater trägt auf seinem Rücken zwei Kinder im Tragekorb, und außerdem sitzen noch weitere Kinder im Sattelkorb, welcher sich auf dem Rücken des Esels befindet. Sofern die Familie nicht unterwegs sein muss, wird das Kind in eine Wiege, Hängematte oder Hängewiege gelegt.

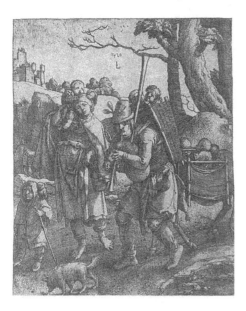

Und Friedrich von Zglinicki schreibt in seinem umfangreichen Buch *Die Wiege*: »Ich kannte ihn schon, als er noch am Baume hing, ist eine unter Bauern bekannte Redensart, die auf den Brauch hinweist, dass die Bäuerin auf dem Land während der Feldarbeit ihr Kind in einer Hängewiege an einen Baumast hängt. Die hängende Wiege ist keinesfalls zeitlich oder regional eingegrenzt. In zahlreichen Fällen wird sie ganz einfach bevorzugt, weil sie billig ist und Platz spart ... Man fand das Schaukeln einer Hängewiege einfach besser und lief nicht Gefahr, dass allerlei Getier vom Fußboden aus in die Wiege kriechen konnte.« Und im selben Buch schreibt C. Capeller 1904 über jene Bauernstuben: »... Neben dem Bett die Wiege, aus Weidenästen geflochten und an der Decke aufgehängt. In dieser Wiege liegt das Kind. Hier schaukelt man es, und wenn jemand vorübergeht und sieht, dass die Wiege steht, setzt er sie in Bewegung.«

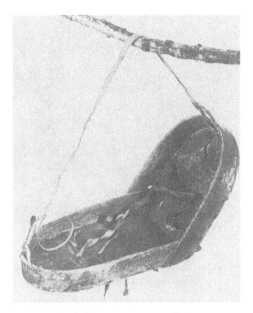

Ich selber habe noch gute Erinnerungen an solche Hängematten im Garten meiner Großeltern. Man spannte sie zwischen zwei Apfelbäumen auf, und die Mutter konnte in aller Ruhe in ihren Beeten herumgraben und Johannisbeeren pflücken. Bis zum heutigen Tag spüre ich die luftige Leichtigkeit, die friedliche Stimmung unter dem sanften Schaukeln, das Zwitschern der Vögel und das Tanzen der Blätter, so wie der Wind mit ihnen spielte.

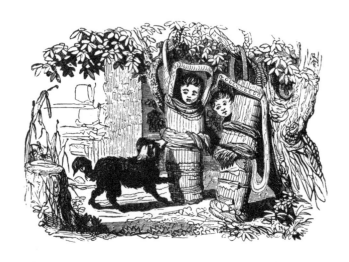

Dieser schaukelnden Gegenstände bedienen sich die meisten Völker hauptsächlich dann, wenn das Kind seinen regelmäßigen Schlaf braucht. Es fällt keiner Eskimomutter ein, mit dem Kind im Arm durch das Iglu hin und her zu gehen oder längere Strecken mit ihm zu laufen, damit es einschläft. Die Vorstellung ist absurd, und die Begründung der Absurdität ist mehr als logisch, sodass sich Hinweise auf die Gefahren der Eiswelt als auch auf den engen Raum des Iglus, in dem noch viele andere Familienmitglieder schlafen, erübrigen.

Das Kind wird nicht im Arme gewiegt, und sobald es schlummert, unauffällig – damit es nichts merkt – in die Wiege gelegt. (Auch viele europäische Kinder müssen diesen gut gemeinten Betrug erleiden.) Im Gegenteil: Das Kind wird von seiner Mutter in aller Eindeutigkeit und Offenheit ihres Handelns in die Wiege gelegt und dann geschaukelt, bis es einschläft.

Die Wiege und die Hängematte haben den großen Vorteil, dass sie dem aufwachenden Kind sofort wieder die gleiche Wahrnehmung zukommen lassen, unter der es einschlief. Die Mama muss nicht unbedingt dabei sein. Mit der

Bewegung des Kindes wird die ganze Hängematte ins Pendeln gebracht. Durch das Pendeln werden die gleichen Geräusche ausgelöst, die das Kind zum Einschlafen brachten. Bei manchen Völkern, zum Beispiel bei nordamerikanischen Indianern, wird das wiegende Bett mit einem Bügel über dem Kopf des Kindes versehen, auf dem kleine klingende Dinge aufgehängt sind. Das Kind wacht mitten in der Nacht aus seinem Traum auf und nimmt wahr, dass alles beim alten ist. Denn die Glöckchen klingeln genauso zart wie beim Einschlafen, und die Wiege schaukelt unentwegt hin und her wie ein Boot auf den Meereswellen. Gerne kehrt das Kind wieder in seinen Traum zurück.

Es ist bekannt, dass die in wiegenähnlichen Bettchen schlafenden Kinder in der Nacht so gut wie nicht gestillt werden. Das Trinken hat nämlich nicht nur sättigende Bedeutung, sondern erfüllt auch das Verlangen nach dem monotonen Rhythmus. Wird dieses Verlangen durch das Wiegen befriedigt, erübrigt sich der Ersatz durch das rhythmische Saugen.

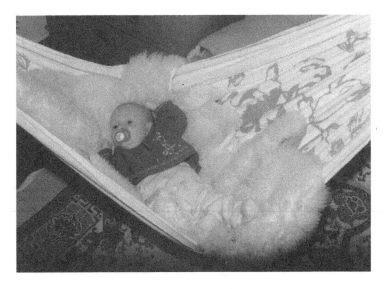

In manchen Ländern schläft das Kind mit seiner ganzen Familie gemeinsam in einer großen Hängematte. So will es das tropische, schwüle Kima. Endlich kommt nach einem heißen Tag die Nacht. Vom Meer her wehen kühle Brisen, das Zelt wird von allen Seiten wohltuend durchlüftet. Von unten gewährleistet die Hängematte einen Schutz vor Insekten, und von oben hilft das Moskitonetz. Wenn das Kind einen schlechten Schlaf hat, lässt sich allerdings diese große Hängematte nicht schneller schaukeln. Den zusätzlichen Rhythmus schenkt ihrem Jüngsten nur die Mutter, indem sie ihm die Brust anbietet, ihn streichelt, beruhigend beklopft und immer die gleichen Laute geduldig ins Ohr flüstert. »Hai hai ... hai hai ... hai hai ...« Die Mutter läuft dabei nicht durch das Zelt oder um das Zelt herum, sie bleibt mit dem Kind in der gemeinsamen Hängematte und tut unter Berücksichtigung der anderen etwas Bewährtes, um das Kind schnell zu besänftigen und es zum Einschlafen zu bringen.

So ähnlich verhält sich die Mutter, wenn die Familie – wie in vielen Ländern und vielen Notlagen üblich – in einem Bett schläft. Bei fast allen Völkern Indiens pflegt die Familie in einem breiten gemeinsamen Bett zu schlafen. Die Kinderärztin Siegrun von Loh, die auf Java ein Sozialpädiatrisches Zentrum nach Vorbild des Münchner Kinderzentrums gründete, jahrelang leitete und heute viele Veröffentlichungen über die fehlende Hyperaktivität und Nervosität bei javanischen Kindern herausgibt, erzählte mir, dass das Schlafverhalten hier keineswegs zum Problem wird. Tagsüber schlafen die Kinder, wann immer sie wollen, im Tragetuch ein, und in der Nacht schlafen sie nirgendwo anders als im gemeinsamen Bett.

Bei großer Armut steht gar kein richtiges Bett zur Verfügung, sondern nur ein Häufchen Heu oder eine Decke in einem Eck des Flüchtlingslagers. In jedem Fall jedoch ein fester Ort, an dem die Familie aneinander gekuschelt schläft. Ich kenne solche Notunterkünfte noch aus dem Krieg und von den Reisen, die wir in meiner Studienzeit mit Kameradinnen unternommen haben. Im Luftschutzraum lagen wir bis zu sechs Personen auf einer Pritsche. Wenn sich der eine umdrehte, mussten sich auch die anderen umdrehen. Hier wurde ganz spontan eine Anpassung an die Mitschläfer trainiert. Man hat das Schnarchen und die Körpergerüche der anderen ertragen müssen. Demjenigen, mit dem man abends noch Streit hatte, war man letztendlich dankbar dafür, dass er einem ein größeres Stück von seinem Teil der Decke abgab. In den Notunterkünften war es ja kalt, und Wärme hat man sich nur durch Körperwärme geben können. Es war hier auch selbstverständlich, dass sich das Kleinkind am Körper der Mutter oder einer anderen Bezugsperson beruhigen konnte. Es hörte das rhythmische Schnarchen des Vaters und das monoton sich wiederholende Wiegenlied der Mutter, es kuschelte sich an das Herz der älteren Schwester oder ließ sich streicheln. Jedes Mal geschah dies unter rhythmisierten Bewegungen, ja zu den gleichen Bedingungen, denen sich auch die Erde unterwerfen muss und unter denen sie gedeiht. Im wahrsten Sinne des Wortes lässt sich sagen, dass sich die Menschen mit ihren Kindern durch die Epochen hindurchgeschaukelt haben.

Die Sicherheit des Ortes

Das Kind kann sich also auf den Ort in seiner Unterkunft verlassen, denn es muss in seinem Wickelkissen, in seinem Tragetuch und auf dem Rücken eines Familienmitglieds bleiben. Es wird immer nur in seiner Wiege, im gemeinsamen Bett oder in der Hängematte zum Schlafen gebracht, nirgendwo anders. Es kann nicht wählen zwischen der Hängematte und dem gemeinsamen Bett. Der einfache Lebensstil bestimmt den bestimmten Ort. Keine Qual der Wahl, dafür aber Sicherheit, denn auf die Nähe seiner Familie kann sich das Kind total verlassen. Es weiß auch, dass es genau dort wieder aufwacht, wo es eingeschlafen war. Das Revier ist also sicher.

Die sichere Mutter

Nicht nur das Kind, auch seine Mutter hat keine andere Wahl, als sich auf die notwendige (die Not wendet ja den Lebensstil), willkürlich nicht veränderbare Art der Betreuung einzulassen. Auf diese bestimmte Art und Weise machen es nämlich alle: nicht nur die Mama, auch der Papa, die älteren Geschwister und auch die Omas und Opas ... Niemand hat etwas anderes gelernt als das, was von Generation zu Generation traditionsgemäß weitergegeben wird. Die Glaubwürdigkeit des Vorbildes ist unerschütterlich. Die junge Mutter macht mit ihrem Kind das Gleiche, was sie selber genoss und was auch alle ihr bekannten Mütter mit ihren Kindern tun. Sie weiß, dass es ihr gut getan hat und dass sie deshalb kein schlechter Mensch geworden ist. Ein Zweifeln kommt ihr nicht einmal in den Sinn. So muss es einfach sein und nicht anders. Diese eindeutige Art ohne Alternativen vermittelt durch ihre Voraussagbarkeit die Sicherheit, und weil sie unter mitfühlenden, einfühlenden, körpernahen Bindungen geschieht, entstehen auch Gefühle der Geborgenheit. Kein Kind wird konfrontiert mit einer unsicheren Mutter, die nicht weiß, unter welchen Alternativen sie wählen darf oder sogar muss: Soll sie es auf dem Rücken oder vor dem Bauch tragen, und wann und wie schläft es am besten ein? Aber nicht nur der Ort des Schlafens, sondern auch ihre eigene Rolle als Mutter wird so in Frage gestellt. Unter den noch naturgebundenen Verhältnissen tauchten diese Fragen nicht auf. Den Ansprüchen auf Sicherheit und Geborgenheit wurde ganz einfach Rechnung getragen.

Der sichere Käfig im technischen Zeitalter

Mit dem materiellen Reichtum veränderte sich viel, denn der technische Fortschritt machte es möglich, sich von den primitiven Formen der Kinderbetreuung zu befreien und moderne, sprich bequemere und sauberere Methoden einzuführen. Damals sah man jedoch nicht, dass mit dem Bad auch das Kind ausgeschüttet werden kann.

In der zweiten Hälfte des 19. Jahrhunderts wurde der Kinderwagen erfunden, sodass das scheinbar mühselige Tragen aufgegeben werden konnte. (Merkwürdigerweise klagen die primitiven Menschen nicht über die Mühsal des Tragens.) Um die Erfindung des Kinderwagens haben sich hauptsächlich männliche Techniker verdient gemacht, die sich persönlich mit der Babybetreuung wenig befasst haben. In der besagten Zeit war es eher unter der Würde des Mannes, ein Kleinkind zu versorgen. Die Kinderpflege wurde ausschließlich zur Frauensache.

Je mehr Wohlstand herrschte, umso eher wurde es möglich, dass jedes Familienmitglied sein eigenes Bett, ja sogar sein eigenes Zimmer in dem großzügig gebauten Domizil hatte.

Das Idealbild damals war: das Kindlein im schneeweißen Bettchen. Ein rosa oder hellblaues Himmelbett war noch das Tüpfelchen auf dem »i«. Auch der Schnuller hatte die gleiche Farbe – rosa oder hellblau –, und in dem riesengroßen Kinderzimmer war außer dem schlafenden Kind sonst kein Mensch mehr. Freilich bekam das Kind vor dem Einschlafen eine ausreichende Menge zu trinken, aber natürlich nur aus der Flasche, denn das Stillen war verpönt. Dafür gab es mannigfaltige Begründungen: Die Flasche lässt sich im Unterschied zur Brust besser reinigen und die Sauberkeit 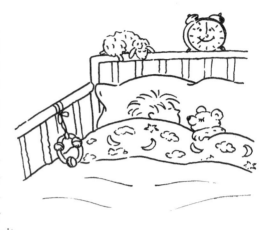 der chemisch präparierten Milch besser überprüfen, außerdem ist die Menge dadurch besser kontrollierbar. Zudem redete man den Frauen auch ein, dass sie vom Stillen einen hängenden Busen bekommen.

Zu diesem Bild der Funktionstüchtigkeit gehörten auch die damaligen Empfehlungen, welche die Erziehung des Kleinkindes betrafen. Eher konnte man von Dressur als von Erziehung sprechen. Denn aufgrund der neuesten lernpsychologischen Erkenntnisse schien es möglich zu sein, aus dem Baby einen sehr leistungsfähigen, erfolgreichen Erwachsenen zu machen. Mit der Erziehung zur Abhärtung sollte man sofort nach der Geburt beginnen. Das bedeutete konkret, das Baby wie einen kleinen Erwachsenen zu behandeln, damit es zu warten lernt und nicht verwöhnt wird. Nicht einmal auf den Schoß sollte man es nehmen, wenn es weinte. Der Autor dieser Empfehlungen, nach denen sich eine ganze Generation fortschrittlicher Eltern in der ersten Hälfte des 20. Jahrhunderts richtete, war der amerikanische Psychologe John B. Watson (1878-1958). Er wurde bekannt durch seine anmaßende Herausforderung, man möge ihm ein Dutzend Kinder geben und eine Welt, in der er sie aufziehen könne, dann garantiere er, dass er jedes Kind zu dem mache, was man wolle: Arzt, Rechtsanwalt, Künstler, Unternehmer oder auch Butler – ja sogar einen Dieb. Alles könne unter bestimmten Bedingungen gelernt werden, Vererbung spiele so gut wie keine Rolle, und über Instinkte oder Bedürfnisse nach Liebe und Geborgenheit zu reden, sei geradezu lächerlich. Zur Zucht des erfolgreichen Bürgers des hochgepriesenen technischen Zeitalters gehörte also bereits vom Babyalter an harte Disziplin. Eine der schwärzesten Zeiten der autoritären Welle begann.

Für das Kind bedeutete das, schon sehr früh abends ohne Liebkosungen in sein Bettchen gelegt zu werden. Es bekam noch die letzte Flasche und musste dann die ganze Nacht bis zum nächsten Morgen alleine durchschlafen oder auch durchweinen. Auf das je nach Alter unterschiedliche Bedürfnis nach Schlaf und auf die Verletzlichkeit des Kindes in seiner Vereinsamung wurde keine Rücksicht genommen. Manche Nächte erschienen unerträglich lang. Aber es war verpönt, nach dem Schreier zu schauen. Man sollte ihn lieber ins hinterste Zimmer einsperren, um das Schreien nicht hören zu müssen, riet Herr Watson.

Watsons Zeitgenossin Maria Montessori (1870-1952) betrachtete mit Entsetzen die Neuigkeiten in der Kinderpflege. In ihrem Buch *Kinder sind anders* schreibt sie: »Nicht nur der einige Monate alte Säugling, nein, auch das bereits herangewachsene Kind von zwei, drei oder vier Jahren und mehr ist dazu verdammt, dauernd über sein Bedürfnis hinaus zu schlafen ... Es ist uns nur allzu gut bekannt, dass die Kinder aus dem Volk weniger nervös sind als die aus den › feinen Häusern‹ . Trotzdem empfiehlt die Kinderhygiene noch immer den überlangen Schlaf als das wichtigste Mittel zur Erhaltung der Gesundheit ... Viele Eltern rühmen sich geradezu, dass sie ihre Kinder an das frühe Einschlafen am Abend gewöhnt haben und so stets nach Belieben ausgehen können ...

Schon das moderne Kinderbett, in dem die Kleinen untergebracht werden, ist eine bezeichnende Erfindung! Es unterscheidet sich von der Wiege, die in ihrer Art formschön und weich ist, und es ist anders als das Bett des Erwachsenen, in dem man sich bequem ausstrecken und schlafen kann. Was sich Kinderbett nennt, ist in Wirklichkeit nichts anderes als ein erstes grausames Gefängnis, das die Familie dem um sein seelisches Dasein ringenden Wesen zu bieten weiß. Diese Kinder sind Gefangene in einem hohen Eisenkäfig, in den sie von den Eltern gesteckt werden, und ihr Zwangslager ist eine Realität und ein Symbol zugleich. Sie sind die Gefangenen einer Zivilisation, die in ihrer Entwicklung ausschließlich von Erwachsenen und für Erwachsene geschaffen worden ist, die sich immer mehr einengt und dem Kinde immer weniger Raum für seine freie Entwicklung übrig lässt.

Das Kinderbett ist ein Käfig, so hoch, dass der Erwachsene sich nicht nach dem Kinde zu bücken braucht, und so eingerichtet, dass er es darin seinem Schicksal überlassen kann. Mag es weinen! Es kann sich ja nicht wehtun!«

Und Maria Montessori empfiehlt an anderer Stelle »die Abschaffung des klassischen Kinderbettes; es soll durch ein sehr niedriges Lager, fast in der Höhe des Fußbodens, ersetzt werden ... wie grundfalsch wir das kindliche Leben einzurichten pflegen und wie der Erwachsene, in dem Bemühen, dem Kind Gutes zu tun, in Wirklichkeit gegen dessen Bedürfnisse handelt!«

Ihre Empfehlungen, die Bedürfnisse des Kindes in ihrer Andersartigkeit zu verstehen und sich danach zu richten, wurden damals von vielen Eltern und Fachleuten nicht wahrgenommen. Sie waren fasziniert von der Macht der Rationalität. Alles schien machbar zu sein, wenn man sich an bestimmte, wissenschaftlich überprüfte Programme hielt. So wurden die Ratschläge des rein sachlich denkenden Verhaltenstherapeuten Watson eher akzeptiert als die der warmherzig und mütterlich fühlenden Montessori. Dieser rationale Zeitgeist war weit verbreitet, und nach dessen Vorstellungen ist noch die Generation der heutigen Großeltern behandelt worden. Bis heute kann man sich die tief eingeprägten Glaubenssätze anhören. Beinahe unisono hört man Uromas und Omas sagen: »Was machen bloß die jungen Mütter heute! Überall schleppen sie das Kind mit, schämen sich nicht, ihm öffentlich die Brust zu geben und wissen nicht, was sie mit ihm in der Nacht anstellen sollen. Zu unseren Zeiten hatte das Kind noch seine Ordnung, seine festen Zeiten und sein Bett zum Schlafen und dort auch seine Ruhe. Und auch die Eltern hatten ihre Ruhe. Die Welt steht auf dem Kopf. Verrückt!«

Eigentlich klagen die Kinder von damals nicht, sie fühlen sich nicht einmal betroffen. Jedenfalls nicht durch die strenge Behandlung in der Nacht. Mit Angst und Schrecken erinnern sie sich freilich an die schmerzhaften Schläge, die damals zur Erziehung gehörten. Aber die damaligen Anordnungen für die Nacht finden sie durchaus gut. Fragen Sie, liebe Mutter und lieber Vater von heute, warum? Nach den Erkenntnissen, die wir uns bis jetzt erarbeitet haben, fällt die Antwort nicht schwer.

Dadurch, dass die Eltern mit verlässlicher Sicherheit darauf bestanden haben, dass das Kind zu einer bestimmten Stunde an einem bestimmten Ort schläft und dort auch durchschlafen muss, ohne dass es Antworten von außen erhält, bekam das Kind Sicherheit. Es konnte sich auf seine Eltern, auf die Einteilung der Zeit und auf den Ort vollständig verlassen. Das Kind konnte sich die Seele aus dem Leib schreien, wenn es aus welchem Grund auch immer nicht einschlafen konnte. Es wusste, niemand kommt, um seine Ängste vor der Dunkelheit zu beschwichtigen oder um seinen Durst zu stillen. Es musste damit ganz alleine fertig werden. Das Schreien lohnte sich nicht. Das war die Sicherheit des Kindes. Unter dieser Sicherheit verstummte jedes Kind und schlief. Es blieb ihm in dem dunklen, langweiligen Zimmer sowieso nichts anderes übrig als zu schlafen. Umso mehr freute es sich, wenn mit dem Tageslicht das Gesicht der Mutter über dem Bettchen auftauchte und ihm die erste Flasche des Tages angeboten wurde.

Von Geborgenheit war in der Nacht allerdings nichts zu spüren. Kein Ankuscheln an die Mama, kein Trost. Im Großen und Ganzen reichte nur das Gefühl der sachlichen Sicherheit.

Als ich bis zum Jahre 1980 als Psychologin im Diagnostischen und Therapeutischen Zentrum der Mariaberger Heime wirkte, kam ich damit jahrelang in Berührung. Hier wurden behinderte Kinder für zwei bis drei Monate aufgenommen, deren Verhaltensstörungen so massiv waren, dass sich weder die Familie noch der behandelnde Arzt bzw. eine öffentliche Einrichtung Rat wussten. Manchmal war die Anpassung an die Lernangebote so gestört, dass die Intelligenz des Kindes gar nicht zum Tragen kommen konnte und das Kind nur behindert wirkte, ohne es wirklich zu sein. Viele Kinder fielen aber auch wegen ihrer Schlafprobleme auf. Es erübrigt sich, diese Schlafstörungen zu schildern, weil sie sich nämlich nicht von denen unterschieden, die sich in den heutigen Familien zeigen. Manchmal waren sie jedoch noch viel schlimmer, denn oft handelte es sich aufgrund der Erschöpfungszustände und der Zusammenbrüche der Eltern um dringende Notaufnahmen. Die Mütter konnten monatelang keine Nacht mehr durchschlafen. Markus zum Beispiel schlief ausschließlich auf dem Bauch der Mutter. Claudia musste zwanghaft eine Haarsträhne der Mutter um ihren Zeigefinger wickeln und die ganze Nacht so halten. Hans-Joachim schrie unter allen Umständen, egal ob ihn der Vater hin- und hertragend im Arm schaukelte, ihn zu sich ins Bett nahm oder ob die Mutter diesen Opfergang machte. ... In der Regel dauerte die Schlafstörung in unserem Haus nur eine Nacht. Dann wurde sie vom Kind als etwas Nutzloses aufgegeben. Wir verfuhren nämlich nach der von Watson geprägten verhaltenstherapeutischen Methode. Eine Stunde vor dem Ins-Bett-Gehen sorgten wir für eine entspannte, friedliche Atmosphäre. Außer den Wiegenliedern gab es keine andere Musik. Noch das letzte Getränk, nochmals wickeln, trockene Windeln anlegen bzw. auf die Toilette gehen und dann ohne jeglichen Widerstand schnell ins Bett. Ablenkungsmanöver seitens des Kindes haben wir ignoriert. Mit seinen Verzögerungsversuchen wie »noch etwas trinken« oder »noch am Nacken streicheln« kam das Kind nicht durch. Niemand durfte aufstehen. Nur das Nachtlichtlein brannte, und die Nachtwache ging ganz leise durch die Räume, um nach den Kindern zu schauen. Sie reagierte aber nicht auf ihre Regungen, sondern beaufsichtigte sie lediglich, damit jeder in seinem Bett ruhig liegen blieb. Sich hinzusetzen galt als unerwünscht. Besonders unruhige Kinder, die stets dazu neigten, ihre Körperlage zu verändern, wurden – vergleichbar mit einem Wickelkissen – in einen Schlafsack gelegt, dessen Ecken an den Enden des Bettes befestigt waren. Das Verhalten der Nachtwache war von entscheidender Bedeutung. Sie war ruhig, eindeutig und konsequent.

Für die Eltern war es schwer zu glauben, dass die Schlafstörungen von heute auf morgen verschwunden waren. Es war eine kleine *verhaltenstherapeutische Lektion* notwendig, um die Gesetzmäßigkeit, wie Verhalten gelernt wird, zu verstehen. Wenn ein Verhalten durch eine positive Reaktion der Umwelt verstärkt wird, so stabilisiert es sich. Dabei spielt es keine Rolle, ob das Verhalten erwünscht oder unerwünscht ist. Wenn Claudia die Haarsträhne ihrer Mutter um den Zeigefinger wickeln wollte und die Mutter sich ihr zur

Verfügung stellte, es immer wieder auch mit Sätzen wie »Jetzt schläfst du aber!« bestätigte, woraufhin tatsächlich dann der gemeinsame Schlaf erfolgte, dann festigte sich diese Verkettung und wurde für Claudia zur zwanghaften Gewohnheit. Claudias Verhalten wurde auch dann verstärkt, wenn die Mutter schimpfte: »Es ist schrecklich mit dir, du Nervensäge«, die Haarsträhne aber trotzdem ihrer Tochter überließ. Besonders unauslöschbar wird das Verhalten, wenn es nur ab und zu verstärkt wird. So war es auch bei Claudia und ihrer Mutter. Immer wieder versuchte die Mutter, nicht nachzugeben und bestand mit klarem Verstand darauf, dass Claudia ohne die Haarsträhne einschlafen sollte. Aber das Mitleid mit dem kleinen Mädchen, das sie so sehr an ihre eigene benachteiligte Kindheit bei ihrer Stiefmutter erinnerte, war stärker als der Verstand. Sie gab nach. Dadurch lernte Claudia, dass sie besonders hartnäckig auf der Haarsträhne bestehen musste, damit sich ihre Erwartungen erfüllten. Im Prinzip holte sie sich dadurch das Gefühl der Sicherheit. Aber durch diese destruktive Art der Sicherheit – nämlich durch das Störverhalten die einem gegenüberstehende Person zu einer voraussagbaren Reaktion zu zwingen – kann es nur zu destruktiven Auswirkungen kommen: Trotz aller Opferbereitschaft fühlt sich die Mutter manipuliert, unfrei, hilflos, ohnmächtig und klein gemacht. Aus der Liebe wird eine Hassliebe. Daraus ergibt sich oft ein Teufelskreis: Je unsicherer sich die Mutter fühlt, desto mehr fühlt sich das Kind gezwungen, sie zu bestimmten, voraussagbaren Reaktionen zu nötigen. Aber je mehr ihm die Manipulation der Mutter gelingt, umso unsicherer fühlt sich diese. Und je unsicherer sich die Mutter fühlt ... Logischerweise besteht die einzige Heilungschance darin, diesen Teufelskreis zu durchbrechen.

Unser verhaltenstherapeutisches Ziel war deshalb das

> Wird ein Verhalten durch eine positive Reaktion der Umwelt verstärkt, stabilisiert es sich.

Löschen des bisherigen Störverhaltens. Von der nachgiebigen Mutter wurde das Kind getrennt, sodass das Störverhalten durch sie nicht verstärkt werden konnte. Und wenn das Kind versuchte, auf die gleiche Art und Weise den Erzieher oder die Nachtwache zu manipulieren, blieb dieser Versuch unbeachtet. Eine logische und leicht durchzuführende Sache! Leicht aber nur für den emotional Unbeteiligten. Die Eltern, und ganz besonders die Mütter, haben unser Vorgehen zwar logisch nachvollziehen können, aber sie konnten ihre Nachgiebigkeit nur sehr schwer zurücknehmen. Nachdem die Kinder in unserem Zentrum die ganzen Wochen hindurch gut schlafen konnten, kehrten sie nach der Entlassung ins Elternhaus und in vielen Fällen wieder zu ihren alten Schlafmarotten zurück.

Viele Eltern können ihre Nachgiebigkeit nur schwer zurücknehmen.

Jedenfalls entwickelten sich die Kinder in unserem Zentrum durchaus gut. Wir konnten ihnen zwar nicht die Geborgenheit geben, die nur in Liebesbeziehungen innerhalb der Familie gedeihen kann, dafür aber haben wir ihnen die Sicherheit vermitteln können, die sich aus zuverlässigem Einhalten der Regeln ergibt. Auf die bestimmten, allgemein geltenden Ordnungen haben sich die Kinder verlassen können. Sie haben ihre Energien nicht ständig für das Testen und Manipulieren der Bezugsperson verwenden müssen, sondern konnten sie für ihr kindliches Tun nutzen. Sie waren tagsüber umso fitter, und in der Nacht konnten sie sich mithilfe eines ausgiebigen und unbeschwerten Schlafes erholen.

Bei dieser Gelegenheit taucht eine Erinnerung an meine eigene Kindheit auf. In die Situation der bereits beschriebenen Kinder, meiner ehemaligen Patienten, kann ich mich gut hineinversetzen. Ich war nämlich als Kind zur Zeit meiner Mittelohrentzündungen selbst von solchen Schlafstörungen betroffen. So weiß ich auch, dass kranke und behinderte Kinder wegen der notwendigen Fürsorge oftmals zum Gegenstand der Überfürsorge werden. Die besorgte Mutter meint, wenn das Kind nicht schlafen kann, dann geht es ihm schlecht und es braucht Hilfe. Und wer kann besser helfen als die Mama? Sie wacht über das Kind. Als ich wegen meiner Ohrenschmerzen aus dem Schlaf aufwachte, holte mich meine Mutter aus meinem Gitterbettchen zu sich ins Ehebett. Durch das, was danach alles geschah, ließ sich mein laut schnarchender Vater nicht im geringsten stören. Dafür aber konnte meine dreieinhalb Jahre ältere Schwester in ihrem Bett vor lauter Eifersucht kein Auge zumachen. Meine Mutter nahm mich auf ihren Schoß, legte mich auf die Seite und tropfte mir eine Tinktur ins Ohr. Bald trat die gewünschte Erleichterung ein, und es war mir so wohl, dass ich dieses Versorgtwerden am liebsten noch ausgedehnt hätte. Meine Mutter aber schickte sich an, mich wieder ins Bettchen zurückzulegen. Also fing ich an, genauso schmerzerfüllt zu weinen, als ob ich wieder meine Ohrenschmerzen hätte. Neue Tropfen gab mir meine Mutter allerdings nicht mehr, sie setzte sich jedoch in den Schneidersitz, wiegte mich auf ihrem Schoß und summte monoton zwei Töne. Bis heute höre ich diese stete Wiederholung der Noten »e-cis, e-cis, e-cis ...«. Wenn sie aus lauter Ermüdung einschlief, schrie ich laut: »Nochmal!«. Obwohl sie tat, was ich wollte, war ich noch nicht zufrieden. Ich verlangte nach ihrem Ehering. »Pitschtileck!« war mein kleinkindliches Wort für das tschechische Wort »prstýnek«, was »der Ring« bedeutet. Den Ring hielt ich dann jedes Mal zwischen Daumen und Mittelfinger und drehte ihn mit dem Zeigefinger. Stundenlang immer die gleiche, stereotype Bewegung, zwischenzeitlich zu einer meisterhaften Präzision vollendet. Den Ring musste ich umso intensiver in Bewegung setzen, je mehr die Mama in ihrem rhythmischen Wiegen erlahmte. Und bis heute

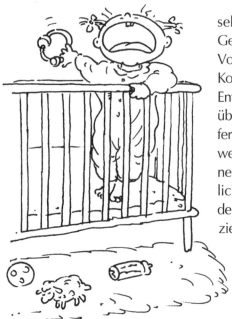
sehe ich, wie weit ich es zum Gesicht meiner Mutter hatte. Von ihrem Schoß bis zu ihrem Kopf war es eine unendliche Entfernung, die ich selber nicht überbrücken konnte. Die Entfernung vergrößerte sich sogar, weil die ganze Szene von einer Nachttischlampe nur spärlich beleuchtet wurde, die zudem noch mit einem mir ziemlich widerlich erscheinenden blauen Tuch bedeckt war. Bis zum heutigen Tag weiß ich noch genau, was mir damals gut getan hätte: dass mich meine Mama ganz nah an ihren Hals gedrückt hätte, sodass ich das gespenstische blaue Tuch nicht mehr hätte sehen müssen. Ebenso hätte sich meine Mutter mit mir hinlegen und mir keinen Platz mehr für das Drehen des Ringes lassen sollen, damit ich unter ihrer Wiegesequenz »e-cis« endgültig einschlafen hätte können. Diese Geborgenheit bekam ich aber trotz aller liebevollen Aufopferungsbereitschaft meiner Mutter nicht. Ich selber musste für bestimmte Sicherheitsmaßnahmen sorgen: Den Ring hatte ich sicher im Griff und meist auch die summende Sequenz »e-cis«.

Diese Erlebnisse sind zwar für mich sowie für meine Mutter und meine Schwester unvergesslich, konnten sich aber zu keiner bleibenden Schlafstörung entwickeln. Wann meine Mutter das nächtliche Theater satt hatte, weiß ich nicht mehr genau. Jedenfalls zog diese bodenständige Frau, die niemanden auf ihrer Nase hätte tanzen lassen, irgendwann einmal den Vorhang zu. Wahrscheinlich geschah es im Zusammenhang mit dem operativen Entfernen meiner Mandeln, demzufolge auch mit dem Abklingen meiner Mittelohrentzündungen. Ich nehme an, dass ich nach der Operation noch die letzte tüchtige Zuwendung bekam, doch dann erklärte mich meine Mutter für gesund und groß genug, um in meinem Gitterbettchen alleine schlafen zu können.

Die Chance, bei Angst oder Kälte ins Bett meiner Mutter zu schlüpfen, wurde für mich aber nicht verbaut. Diese Nestwärme durfte ich immer wieder genießen, jedoch ohne zwanghaftes Theater, denn die Kinderbetten hatten sowieso im Schlafzimmer der Eltern gestanden. Obwohl es schon damals Empfehlungen für getrennte Schlafzimmer und für Distanz zum Kind gab, konnte sich meine Mutter glücklicherweise diesem modernen Trend nicht fügen. Sie brachte es nicht über ihr mütterliches Herz, das kleine Kind einer Vereinsamung auszuliefern.

In vielen Gesellschaftskreisen gilt heute noch die Regel, nicht in der Nacht nach dem Kind zu schauen. In Familien aus dem ehemaligen Ostblock war und ist es noch ganz selbstverständlich, dass das Kind in der Nacht Ruhe geben muss. Sonst hätte nämlich die Mutter nicht berufstätig sein können.

Als ich mir erste Gedanken zu diesem Buch machte und mit Müttern aus dem Osten darüber sprach, hörte ich immer wieder folgende Ansichten: »Absolut unnötige Fragen! Ich muss zur Arbeit gehen, ob ich will oder nicht. Da geht es nicht um Emanzipation der Frau, sondern um eine Lebensnotwendigkeit. Ein Gehalt reicht für das Bestreiten des Haushaltes einfach nicht aus. Wenn wir die zwei Gehälter nicht hätten, dann könnten wir uns das Kind gar nicht erlauben. Und unausgeschlafen kann ich nicht in die Arbeit gehen. Also brauche ich in der Nacht Ruhe vor dem Kind.«

Falls es eine Oma gibt, dann übernimmt sie die Kinderbetreuung tagsüber, damit das Kind nicht in die Krippe muss. So viele Omas sind aber heute selber berufstätig! Und bei der Härte des Lebens wird auch vom Kind eine bestimmte Abhärtung verlangt.»Leider muss das Kind mitmachen. Es geht nicht anders.«

Noch kurz nach der Wende tauchte bei Diskussionen in Ostdeutschland kaum eine Frage bezüglich der kindlichen Schlafstörungen auf. Erst mit dem Angleichen an den westlichen Lebensstil, besonders mit der Empfehlung, dass die Mutter mindestens die ersten drei Jahre zu Hause beim Kind bleiben soll, und auch im Zusammenhang mit der Arbeitslosigkeit, die das Verweilen beim Kind zwangsläufig möglich macht, merke ich, wie die Verunsicherung bei der Kindererziehung vom Westen in den Osten hinüberschwappt. Die Frage:»Was soll ich mit dem Kind in der Nacht machen, wenn es keinen Schlaf findet?«, ist heute die am häufigsten gestellte.

Wie alles auf der Welt hat auch die strenge nächtliche Behandlung des Kindes bestimmte Vorteile, aber auch Nachteile. Betrachten wir sie unter den Gesichtspunkten, unter denen wir in den vorausgegangenen Kapiteln die Voraussetzungen zum Erleben von Sicherheit und Geborgenheit untersucht haben. Dabei ging es um die Hülle, den Rhythmus, die Sicherheit des Ortes und um die sichere Mutter.

Die Vorteile

Beginnen wir von hinten. Die Sicherheit der Mutter wie auch die des Vaters und der übrigen Familie waren unerschütterlich (eine Krankheit bildete die Ausnahme). Dass das Kind in seinem Kinderwagen bzw. -bettchen ein- und durchzuschlafen hatte, wirkte wie ein Gesetz. Niemand überschritt es. Die Mutter fühlte sich keineswegs in Frage gestellt. Im Gegenteil, sie fühlte sich von den anderen Familienmitgliedern verstanden und unterstützt. Als zuverlässiger Gesetzgeber wurde sie vom Kind respektiert. Das Kind konnte die von ihr eingeführte Ordnung ohne Zweifel, Widerspruch und Rebellion akzeptieren. Die Sicherheit der ganzen Familie, nicht nur die der Mutter, war selbstverständlich.

Ebenfalls völlig sicher war der Ort des Schlafens. Dort, wo das Kind hingelegt wurde, musste es auch aufwachen. Der Ort wurde erst allmählich im Zusammenhang mit dem Wachsen des Kindes gewechselt: Der Kinderwagen wurde abgelöst von einem Gitterbettchen, das Gitterbettchen von einem Bett und das gemeinsame Kinderzimmer von einem eigenen Zimmer. Jedes Mal konnte sich das Kind auf die Wahrnehmung aller sachlichen Umstände verlassen. Das Tapetenmuster, das Gitter am Bettchen, die Lampe an der Decke waren voraussehbar. Das Ticken der Wanduhr, die Geräusche des Straßenverkehrs und des Radios vom Wohnzimmer waren voraushörbar. Die Umgebung war vertraut, der Ort glich einem Versteck.

Feste Orientierungspunkte wirken wie Wegweiser an der Straße.

Gleichfalls war der zeitliche Raum eindeutig vorprogrammiert und zuverlässig wie eine gut funktionierende Uhr. Das Kind wusste: Die Mainzelmännchen sind das letzte Programm des Tages, unmittelbar danach muss ich ins Bett, und die Nachttischlampe brennt nur so lange, wie mir die Mutter ein Märchen vorliest und einen Gute-Nacht-Kuss gibt. Solche festen Punkte in der Szenerie wirkten wie Wegweiser an der Straße. Sie verschafften Orientierung. Und sie repräsentierten nicht nur eine zuverlässige Ordnung, sondern auch Lust und Freude an den erfüllten Erwartungen. »Ich war noch halb im verwirrenden Traum, als das sehr vertraute Geräusch der Kaffeemühle und der Duft der frischen Brötchen zu mir durchsickerten. Jeden Tag das gleiche, da wusste ich immer, wie toll, dass mich keines von den Traumgespenstern mehr fangen kann und dass ich wieder zu Hause bin«, hörte ich einen alten Mann am Stammtisch, sich an seine Kindheit erinnernd, sagen. Sein Nachbar blies ins gleiche Horn: »Herrlich, dieses Aufwachen ohne Wecker. Das erste, was ich beim Aufwachen hörte, waren Geräusche vom Badezimmer. Ein pfeifender Ton des Rasiermessers beim Schleifen. Das Wasser lief. Teile der Melodie irgendeines italienischen Liedes waren hörbar, je nachdem, ob mein Vater beim Rasieren seinen Mund zumachte oder nicht. Meine Mutter schimpfte in der Küche: ›Die Kinder schlafen doch noch, hör mal mit dem Singen auf, du singst sowieso falsch.‹ Und ich konnte wetten, dass, wenn ich die Augen aufmachte und durch den Spalt zwischen den zwei Türen blickte, ich meinen Vater sah, wie er eine seiner Wangen aufblies, den Rasierschaum mit dem Messer abstreifte, verschmitzt in den Spiegel schaute und nochmals lautstark sein ›O sole mio ...‹ schmetterte.«

Die Nachteile

In Bezug auf sein instinktives Bedürfnis nach der Hülle und dem Rhythmus zog das Kind eindeutig den Kürzeren. Die Hülle gab es natürlich zu Zeiten der Großelterngeneration noch, weil allgemein die altmodische Empfehlung galt, dass man das Kind gleich nach dem abendlichen Baden in ein Wickelkissen stecken und so auch schlafen lassen sollte. Selbst wenn die Mutter dem Kind mehr Bewegungsfreiheit gönnen wollte, so hinderte sie die Kälte der Wohnung daran. Im Winter war der Ofen meist aus, weil die Kohle teuer war. Also musste man das auf Kälte empfindlich reagierende Kind gut zudecken.

Als dann aber die Wohnungen zentral beheizt wurden und den Ratschlägen des jüngsten Zeitgeistes zufolge sowohl das Wickelkissen als auch der Schlafsack aufgrund der gehemmten Bewegungsfreiheit verpönt waren, gab es für das Baby so gut wie keine Hülle mehr.

Ähnlich dürftig waren auch die rhythmischen Angebote. Ja, sie wurden sogar als ganz verwerflich angesehen. Unter Spezialisten bildete sich nämlich das Vorurteil, dass durch das Schaukeln eine Schädigung der zarten Wände der Gehirnzellen eintreten könnte, derzufolge die Kinder verdummen würden. (Was für ein Unsinn! Wenn dies der Wahrheit entsprechen sollte, dann müssten alle früheren Generationen, die im Kindesalter intensiv geschaukelt wurden – also die Ägypter, die Griechen und Germanen –, durch ein massenweises Auftreten von Hirnschädigungen gekennzeichnet sein!) Noch am ehesten kam das Kind in den Genuss des Wiegens, wenn es in einem gut federnden Kinderwagen lag. Auch manche Stubenwägen hat man leicht hin und her schaukeln können. Es gab Kinder, die ohne das Schaukeln nicht schnell einschlafen konnten, und es gab Mütter, die die kurze Strapaze gerne auf sich genommen haben. Das Bett aber war unbeweglich. Hier war es mit dem Rhythmus vorbei. Und was war die Lösung? Der Schnuller. Entweder der lose Schnuller oder der Schnuller an der Teeflasche.

Somit sind wir bei der Entdeckung des größten Nachteils der Kinderversorgung Watsons angelangt. Das Kind musste sich irgendwie selber befriedigen, um zur Ruhe zu kommen:

- Anstelle des von außen gebotenen Rhythmus hat sich das Kind seinen eigenen Rhythmus durch das Nuckeln am Schnuller oder an seinem Daumen geholt. Oftmals schaukelte das Kind in solcher Wut und Ausdauer hin und her, dass man die Spuren davon an den völlig abgescheuerten Haaren am Hinterkopf sehen konnte. Sobald sie dazu motorisch reif waren, haben einige Kinder in der Bauchlage geschaukelt, sodass auch noch das ganze Bett rhythmisch knarrte. Später wurde dies oft als Onanie gedeutet.
- Um die Hülle am Körper zu spüren, die sie viel zu früh verloren haben, schaffen es Frühgeborene aus eigener Kraft, an die Wand des Brutkastens zu kriechen. Das luxuriöse große Bett wird vom Kind offensichtlich gar nicht geschätzt; man findet das Kind meist in einem bescheidenen Eck in sich zusammengerollt schlafen. Ich könnte von einer Menge Kinder berichten, deren nächtliche Unruhe sich legt, sobald die Familie im Urlaub zeltet oder in einem Wohnwagen in engen Betten schläft. Lieber aber lasse ich Maria Montessori von einem anderthalb Jahre alten Kind berichten, welches mit seinen Eltern von einer weiten Reise zurückkam und durch massive nächtliche Aufregungszustände und Verdauungsstörungen auffiel. Auf der Reise wurden viele Hotels gewechselt, in jedem aber hatte das Kind ein richtiges Bettchen. Nun, zu Hause durfte es in einem schönen, großen Bett schlafen, aber es fand keinen Schlaf. »Man musste den Kleinen des Nachts herumtragen, und sein Weinen wurde Leibschmerzen zugeschrieben. Einige Kinderärzte waren hinzugezogen worden, von denen einer mit größter Sorgfalt zubereitete Vitamin-Kost verschrieben hatte. Doch weder dies noch Sonnenbäder, Spazierfahrten und die modernsten Behandlungsmethoden hatten den min-

desten Erfolg gezeitigt. Der Zustand verschlechterte sich weiter, und jede Nacht wurde für die Familie zu einer aufreibenden Wache. Schließlich traten noch Konvulsionen hinzu ... solche Krampfanfälle stellten sich manchmal zwei- bis dreimal täglich ein. Es wurde daher beschlossen, den berühmtesten Facharzt für nervöse Kinderkrankheiten zu konsultieren. An diesem Punkt griff ich ein ... das Kind lag auf dem Bett und hatte eben wieder einen seiner Erregungszustände. Ich nahm zwei Lehnsessel und stellte sie so gegeneinander, dass sie zusammen eine Art von gepolstertem Bettchen bildeten. Dann stattete ich dieses Bettchen mit Wäsche und Decken aus und stellte das Ganze wortlos neben das große Bett. Das Kind schaute, hörte auf zu schreien, rollte sich bis an den Bettrand, ließ sich in die improvisierte Wiege fallen und schlief augenblicklich ein. Die Krankheitssymptome kehrten nicht wieder. – Offenbar war das Kind daran gewöhnt, in einem kleinen Bett zu schlafen, das seinen Körper von allen Seiten umschloss und an dem seine Glieder eine Stütze fanden. Das große Bett bot ihm keine solche Stütze, und die hieraus sich ergebende Verwirrung seiner inneren Orientierung war die Ursache eines leidvollen Konfliktes ... Das Kind empfindet die Ordnung nicht so, wie wir es empfinden. Wir sind bereits reich an Eindrücken und daher abgestumpft; das Kind aber kommt aus dem Nichts und ist noch arm ...«

Weil das Kind die Defizite der Hülle und des Rhythmus aus eigener Kraft nicht ausreichend ausgleichen kann, stürzt es sich auf die Chancen, die ihm die Wahrnehmung eines sicheren Ortes bieten. Auf Menschen kann es sich in seiner »Einzelhaft« nicht verlassen. Sie sind nicht da. Ersatzweise muss es sich die Zuverlässigkeit von Gegenständen holen. Das Kind setzt seine Sinne ein, um die bestimmten Bestandteile des Ortes stets gleich wahrnehmen zu können. Andernfalls könnten sie ihm nämlich die Erfüllung seiner Erwartungen nicht sichern. Das Schmusetuch fühlt sich in der Hand und an der Nase immer gleich an, es riecht auch wie immer. Der Gummi des Schnullers vermittelt den bekannten Geschmack. Und das Trinken aus der Teeflasche bringt darüber hinaus noch den so urvertrauten Fluss der Saugbewegungen. Die Flasche vor der Nase ist voraussehbar, und auch die Maschen des Gitters sind unveränderbar. Macht man die Augen auf, sieht man das Nachtlichtlein, und das Lichtlein verschwindet, wenn man die Augen schließt. Und bei allem tickt die Wanduhr immer gleich.

Auf die Beständigkeit der Umwelt muss sich das Kind umso mehr verlassen, da in dem nächtlichen Sicherheitsprogramm die Geborgenheit nicht inbegriffen ist. Die Geborgenheit ist ja nur durch den Menschen vermittelbar. Geborgenheit bedeutet wahrnehmbares Mitfühlen, voraussagbares Verständnis, sicheres Einhalten von Versprechungen und geschenktes Vertrauen aus Liebe heraus. Während der Erziehung zum erwünschten nächtlichen Verhalten ist das Kind aber alleine. Es muss nun die Menschen durch Sachen ersetzen, sich den Sachen anvertrauen. Durch die regelmäßige Ersatzanwendung entsteht eine Gewohnheit. Je nach Persönlichkeitsanlagen, je nach dem Grad der Angst und je nach Neigung zur Sucht, können durch die Ersatzbefriedigungen auch zwanghafte Abhängigkeiten bis hin zur Sucht entstehen.

Alle Erfahrungen prägen sich durch Wiederholungen im Gehirn des kleinen Kindes ein. Das deutsche Sprichwort: »Was Hänschen nicht lernt, lernt Hans nimmer mehr«, lässt sich unter der gleichen Bedeutung auch umdrehen: »Was Hänschen lernte, behält der Hans.«

- Hat sich ein Kind einmal daran gewöhnt, sein Unwohlsein mit einem Schnuller im Mund zu lindern, dann braucht es auch später noch Ähnliches im Mund, damit es ihm besser geht. Es kaut an Stiften, beißt Nägel oder braucht das Gefühl, eine Zigarette zwischen den Lippen zu spüren.
- Die bewährte Erfahrung, die Tränen der Vereinsamung mittels einer Flasche hinunterzuspülen, wird später mit der Bierflasche fortgesetzt.
- Die Geruchsempfindungen, die das Kind auf eine ganz bestimmte Weise vom Schmusetuch gewann, holt es sich im Erwachsenenalter von seinem Lieblingsparfüm. Die anderen Gerüche löscht es mit Deodorants aus.
- So wie sich das Kind sicherer fühlte, wenn es das Tuch oder die Rassel in der Hand hielt, braucht nun auch der Erwachsene das Gefühl, etwas zu halten. Er hält dann allerdings andere Dinge in der Hand, wie ein Lenkrad oder Bankkontoauszüge. Das Behalten sowie das Besitzen von materiellen Dingen ist dem Menschen dann wichtiger als das Zusammensein mit Mitmenschen.
- Genauso wie das Licht der Nachtlampe das Kind beruhigte, so sucht es sich auch später noch Lichtquellen, in die es schauen kann. Was eignet sich dafür besser als der Fernsehbildschirm oder der Bildschirm des PC?

Wir könnten diese Sammlung noch lange fortsetzen. Es würde sich dann eine Liste der heutigen Marotten und Süchte ergeben, die in den letzten Jahren in einem bis dahin nicht bekannten Ausmaß entstanden, vergleichbar mit Pilzen, die nach einem Regenguss aus dem Boden schießen. Der Regen symbolisiert uns hier die kalte Dusche, mit der der moderne Mensch bemüht war, die instinktiven Bedürfnisse nach Nestwärme wegzuspülen.

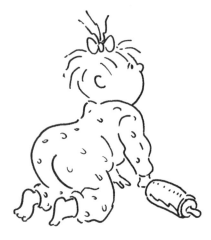

Es fällt auf, dass bei der Erziehung zur Abhärtung auf die Bedürfnisse der Eltern nach Sicherheit und auf die Sicherheit des Ortes geachtet wurde. Dies lag nämlich im Interesse der Eltern, die ihre Ruhe und ein nicht verwöhntes Kind haben wollten. Aber die kindlichen Ordnungsbedürfnisse nach der Hülle und dem Rhythmus wurden stark vernachlässigt. Es drängt sich daher der Gedanke auf, ob dies nicht der Auftakt zu einer Epoche war, die mit Verlusten des Einfühlungsvermögens und der Liebesfähigkeit einherging und die uns vor eine entscheidende Frage nach dem Sinn der menschlichen Existenz stellte.

Welche Pilze nach diesem Regen aus dem Boden schießen würden, konnte die Generation unserer Großeltern noch nicht wissen. Der Regen erschien damals auch nicht gefährlich; denn Regen kann schließlich auch gut sein. Erst bei den Früchten wird der Samen erkennbar. Und das Reifen dieser Früchte hat sehr lange gedauert. Ein bis zwei Generationen hat man dazu gebraucht, um bei den psychiatrisch erfassten Zwangsneurotikern und Süchtigen die Auswirkung der Ersatzbefriedigungen zu verstehen.

Weder Sicherheit noch Geborgenheit – das Baby von heute

Wiederholen wir zunächst, was wir in den zwei Epochen der Menschheit ermittelt haben:

- Unter dem primitiven Lebensstil genoss das Baby zwangsläufig Sicherheit, weil ihm sowohl die Hülle und der Rhythmus als auch der sichere Ort von der diesbezüglich sich sicher fühlenden Mutter gewährleistet wurden. Doch auch die Geborgenheit genoss das Kind in vollem Maße. Dicht am Herzen der Mutter und anderen vertrauten Bezugspersonen ruhend, konnte sich das Kind darauf verlassen, dass es auch Verständnis für seine emotionalen Bedürfnisse fand. Zwar hatte es nicht die Freiheit zu entscheiden, wo, wann und wie es schlafen oder spielen wollte, dafür aber konnte es sich stets angenommen fühlen. Die Liebe war spürbar.
- In der technisierten Art der Kinderpflege fehlte dem Kind aufgrund seiner Isolation weitgehend die Geborgenheit, allerdings bekam es unter dem Einhalten von strengen Regeln umso mehr Sicherheit. (Ähnliches erleben wir im Straßenverkehr. Auch wenn uns manche Regeln sehr stur vorkommen, so genießen wir doch die Sicherheit, die sie vermitteln.)

Schauen wir uns nun die heutige Situation an. Dabei könnte die Überschrift dieses Kapitels heißen: »Wie es heute so manchem Baby zustößt, dass es weder Sicherheit noch Geborgenheit bekommt«. Warum ist aber das Kind ausgerechnet in dieser modernen Gesellschaft, die sich mit allen Mitteln um das Wohl des Kindes bemüht, so benachteiligt? Warum ist es im Hintertreffen gegenüber den Kindern der primitiven und altmodischen Kulturkreise? Gemeint ist nicht das Ausbildungsniveau und die materielle Versorgung mit Nahrung, Kleidung und Spielzeug, sondern das seelische Gleichgewicht, das sich tagsüber im wachen, konzentrierten Interesse für die Umwelt und nachts im ruhigen Schlaf äußert.

Die meisten jungen Eltern von heute sind Kinder der Zeit, als noch der sture autoritäre Erziehungsstil herrschte. Sie litten unter der Einschränkung der Freiheit. Es war undenkbar, gegen die Entscheidung der strengen Eltern zu protestieren. »So lange du deine Füße unter meinem Tisch hast ...«, hieß die damalige Abhängigkeit. Auch die Liebe kam zu kurz. Sie bekam kaum eine Chance, von dem angestauten Ärger bereinigt zu werden. Dieser durfte nicht geäußert werden. Die Tränen flossen in das Bettkissen. Verlassen und einsam hat der junge Mensch in seinem Bett von Besserem geträumt. Wie wäre es, wenn er frei entscheiden und sich selbstständig verwirklichen könnte, wenn ihm das Leben und die Welt gehören würde?

Ausgerechnet in diesen Jahren tauchte in den USA und in Westeuropa die Hoffnung auf, dass das Träumen von der Freiheit keine Illusion bleiben müsste. Die freiheitliche Ideologie der 68er-Jahre ermöglichte, die Träumereien in die Tat umzusetzen. Und so wie alles auf der Welt hatte auch diese Ideologie zwei Seiten, also Vorteile, aber auch Nachteile; denn neben dem kostbaren Weizen wurde auch die wild wuchernde Spreu gesät. Das Schicksalhafte war, dass der Dialog der Generationen kaum möglich war. Die westdeutschen Großeltern- und Elterngenerationen spürten nach dem Zweiten Weltkrieg, mit der herrschenden Moral den Ausverkauf der Menschlichkeit begangen zu haben und verhüllten sich schuldig in Schweigen. Bedenkenlos und mit Enthusiasmus gelang der große Sprung von einem Extrem ins andere. In der Pädagogik stürmte eine mächtige antiautoritäre Welle heran. Ein frischer Wind fegte in die moderigen, bürgerlichen Häuser. Die Blumenkinder zogen vorurteilslos, mit wehenden Haaren, unrasiert und frei für Sexualität durch die grüne Natur. Die Beatles besangen diese Stimmung unter dem Applaus von vielen Millionen. Die Straßen waren voll junger Demonstranten, die Universitäten wurden in Transparente gehüllt. Eine imposante Rebellion gegen alte Ordnungen. Nur die Jungen hatten Recht! Alles, was von den Eltern kam, war schlecht oder zumindest suspekt. (Eine Folge dieser Haltung konnte in einer Untersuchung, die Ende der 80er-Jahre von Frau Professor Noelle-Neumann unternommen wurde, gezeigt werden: Nur 28% der jungen Erwachsenen sind dafür, dass man das vierte Gebot »du sollst deine Eltern ehren ...« als Prinzip akzeptiert. Das bedeutet, dass die übrigen 72% nicht dafür sind, dass man die Eltern achtet.)

Eine weitere Forderung, die in dieser Zeit zentral war, lautete: Weg vom blinden Gehorsam! Loslösen von Ordnungen! Der Mensch darf nicht mehr zum gehemmten Jasager und Duckmäuser werden. Er soll über alles selber entscheiden. Diese Freiheit ist ihm gleich nach der Geburt einzuräumen. Die Berechtigung dazu schöpfte man u.a. aus den Ergebnissen der beginnenden Forschung über das früheste Kindesalter. Mit großer Beschämung sah man ein, dass das Kind viel früher, als man dachte, seine emotionalen Bedürfnisse spürt und dass es seinem Leiden wehrlos ausgeliefert ist, wenn diese Bedürfnisse nicht befriedigt werden. Bis dahin hatte man das Halbwissen gepflegt, dass ein Kind erst etwa ab dem ersten Lebensjahr Enttäuschungen wahrnimmt. Nun erfuhr man, dass das Seelenleben des Kindes schon im Bauch der Mutter stattfindet. Zurück zur Natur hieß das Schlagwort, welches sich in der Wiedereinführung der natürlichen Geburt, des Rooming-in, der Rückkehr zum Stillen und im Bestehen auf Körpernähe zwischen Kind und Mutter bzw. Vater äußerte. Somit hat man anstelle des konservativen Kinderwagens wieder das Tragetuch eingeführt. Und anstatt das Kind für die Nacht in sein Zimmer abzustellen, sorgte man sich darum, dass es immer die Körpernähe seiner Bezugspersonen spürt. Die Art der Kinderbetreuung, wie sie bei den primitiven Völkern gepflegt wird, wurde zum nachahmungswürdigen Vorbild. Jean Liedloffs Buch *Auf der Suche nach dem verlorenen Glück* wurde zum Bestseller.

Soweit könnte also alles in bester Ordnung erscheinen. Das Beste daran ist die gute Absicht, dem Kind zu geben, was zu seinem Wohl gehört. Unwillkürlich muss ich bei dieser Gelegenheit an das bekannte Sprichwort denken, welches besagt, dass »der Weg in die Hölle mit guten Absichten gepflastert ist«. Denn die gut gemeinte Rückkehr zum Instinktiven mündete in manchen Familien in die verheerende Zerstörung der Beziehungen. Der Versuch, Liebe zu stiften, wurde absurderweise mit dem Preis der Liebe bezahlt.

Was bei der Nachahmung der instinktgebundenen Art der Kinderbetreuung trotz bester Absicht übersehen wird

Bei der Nachahmung des Vorbildes muss man zwangsläufig von der praktischen Erfahrung »ab-sehen«. Diese Erfahrungen hat keine heutige Mutter in ihrer Kindheit machen können. Die Information erfolgte hauptsächlich durch Bücher und eigene Vorstellungen, also durch Abstraktion und Fantasie – weit weg von der Realität. Zur Realität der primitiven Völker gehört nämlich, dass das Kind zwar die stete Nestwärme bekommt, es muss aber viele Einschränkungen über sich ergehen lassen. Es wird nicht seinem Wunsch überlassen, ob es sich fest wickeln lässt oder frei ist, ob es freie Hände zum Herumspielen an den Haaren der Mutter hat, ob es sich tragen lässt oder auf dem Boden selbstständig in die weite Welt krabbelt. Keine Mutter auf den Philippinen oder in Grönland liebäugelt mit der Idee, dem Kind mehr Freiheit zu geben, als sie selber als Kind bekam. Ohne darüber zu philosophieren, sorgt sie dafür, dass sich ihr Kind den von ihr aufgestellten Regeln anpasst.

Die junge Mutter der hochzivilisierten und ideologisch bewegten Wohlstandsgesellschaft wird dagegen nicht durch Not, die not-wendigerweise zur Anpassung führt, motiviert, sondern durch ihr eigenes Nachholbedürfnis nach Freiheit. Dies betrifft in erster Linie die ehemalig autoritär erzogenen Kinder. Es gibt aber auch mehr und mehr Eltern, die als Kinder antiautoritär aufgewachsen sind und weder erfahren haben, wie man Regeln aufstellt und einhält noch wie man Frustrationen erträgt. Wenn sich solche jungen Mütter und Väter am Rande eines nervlichen Zusammenbruches (»Ich halte es nicht mehr aus, ich bin total abgebrannt, lieber schlucke ich Pillen oder fahre mit meinem Auto gegen einen Baum«) um eine Psychotherapie bemühen und gefragt werden, was sie erreichen und verändern möchten, höre ich oft die Antwort: »Ich möchte, dass alles so bleibt, wie es früher war.«

Bei allen individuellen Unterschieden könnte man jedoch sagen, dass der gemeinsame Nenner der elterlichen Einstellungen im Begriff der Freiheit verankert ist. Dieses Bedürfnis nach Freiheit ist aber primär das der Eltern und nicht vordergründig das des Kindes. Ein Kind muss zunächst unabdingbar sein Grundbedürfnis nach Geborgenheit sättigen. Erst auf dieser Basis kann das Verlangen nach Loslösung, nach einem eigenen Willen und nach Freiheit aufbauen. Ähnlich ergeht es einem kleinen Vogel. Zunächst muss er unter dem Schutz der mütterlichen Obhut heranwachsen, um dann selbstständig seine Flügel auszubreiten und aus dem Nest zu fliegen. In den 68er-Jahren wurden jedoch andere Empfehlungen proklamiert. »Nur ja nicht die Bewegungsfreiheit des Kindes einschränken! Gleich nach der Geburt darf sich das Kind freistrampeln. Das Kind weiß bestens, was gut für es ist. Es wird seinen Rhythmus für Schlafen und Essen selber finden ...«

Loslösung, eigener Wille und Freiheit sind erst möglich, wenn das Grundbedürfnis nach Geborgenheit gesättigt ist.

Diese Empfehlungen bewirkten eine Verkehrung (= Perversion) der natürlichen Anpassungsprozesse: Nicht das unreife Kind hat sich den reiferen Eltern anzupassen, sondern die Eltern sollen sich dem Kind anpassen. Damit diesen Satz niemand in den falschen Hals bekommt, füge ich eine nähere Erläuterung hinzu: Die Eltern müssen sich wirklich dem Kind anpassen, und zwar in Bezug auf seine Entwicklungsstufen, die zunächst auf Geborgenheit, später auf Loslösung fußen. Doch wie die Sättigung dieser Grundbedürfnisse im Laufe der Kinderbetreuung und der Erziehung zustandekommt, müssen die Eltern aufgrund ihres erwachsenen Verstandes wissen und als die Wissenden und deshalb auch Verantwortlichen bestimmen.

(Ich erinnere mich an ein Gespräch mit einem der Begründer der Antipädagogik. Es ging um das Festhalten und um die Festhaltetherapie. Ich war dafür, er strikt dagegen. Ich argumentierte mit Hinweisen auf die schweren seelischen Störungen als lebenslängliche Folge einer in der frühen Kindheit verletzten Bindung zwischen dem Kind und seiner Mutter. Ich bat ihn um Toleranz für die Festhaltetherapie –

zumindest bei Neugeborenen, die aufgrund der intensiven medizinischen Versorgung von ihrer Mutter getrennt werden, sie vergessen und sich gegen ihre Umarmung mittels des so genannten Moro-Reflexes wehren. Dieser Schreck- und Fluchtreflex äußert sich u.a. durch das Ausstrecken beider Arme und das Wegstrecken des Kopfes nach hinten – also weg von der Mutter! Wenn sich die Mutter dadurch nicht abschrecken lässt, sondern das Baby so lange tröstend an sich drückt, bis es ihm bei ihr wieder gut geht, ist die Bindung wieder geknüpft, und das Kind fühlt sich wieder geborgen. »Nein!« – rief daraufhin mein Gesprächspartner. »Dies wäre doch ein Brechen des Willens!« Welch ein tief greifendes Vertauschen der richtigen Reihenfolge der Grundbedürfnisse! Das Neugeborene ist ja noch gar nicht in der Lage, sich frei zu entscheiden und sich die Folgen vorzustellen, zum Beispiel ein Leben lang unter Berührungsängsten zu leiden. Denn eine wichtige Voraussetzung für die Ausbildung des eigenen Willens ist es, dass das Kind gedanklich zwischen Alternativen und deren Folgen unterscheiden kann. Sein Wegstrecken von der Mutter ist noch kein beabsichtigter Willensakt, sondern ein reflektorischer Abwehrmechanismus, ein primitiver Fluchtinstinkt. Dieser bildet sich unter dem Schutz der mütterlichen Umarmung zurück, und gleichzeitig wächst das Vertrauen. Lange Zeit sorgte das Tragetuch für diese stabile Basis. Erst durch die Zweifel der darüber spekulierenden Intellektuellen entstanden Komplikationen.)

Die Folgen für das Kind und seine Eltern

- Dem Kind wird zugemutet, dass es seinen Rhythmus für Schlafen und Essen selber findet. Auch die Art der Körperlage und den Schlafort überlässt man seinen momentanen Wünschen. Seine Eltern trauen sich nicht, dem Kind Wünsche zu verweigern und über es zu bestimmen. Sie passen sich dem Kind an.
- Die Wünsche des Kindes sind aber wechselhaft, je nachdem, ob das Kind schon gut »auf der Erde gelandet ist«, ob es sich während der Schwangerschaft im Bauch der unbeschwerten Mutter wohl fühlen konnte oder ob es schon Krisen hinter sich hat. Entscheidend ist auch, ob es schon Tag und Nacht unterscheiden kann, wie sein Temperament, seine Sensibilität und Angstanfälligkeit ist, ob es schon sein Bäuerchen gemacht hat oder noch nicht und, und, und ... Viele Wünsche sind nur augenblicklich. Und weil das Kind seine Wünsche noch nicht verständlich machen kann, sind die liebenden Eltern bereit, diese sozusagen zu ahnen. Ist das Kind ruhig geworden – und um das zu erreichen, probieren die Eltern oft alles Mögliche aus –, wissen sie, dass sie die Bedürfnisse des Kindes richtig gedeutet haben. Eine Qual der Wahl für beide Seiten. Sowohl das Kind als auch seine Eltern erleben einen permanenten Stress.

Die undurchsichtige Vielfalt von Angeboten verhindert, dass sich das Kind auf etwas Festes, Gleichbleibendes, seine Erwartungen zuversichtlich Erfüllendes verlassen kann. Es wird dadurch unruhig. Durch die Unentschlossenheit – »soll ich dies oder jenes, oder doch dies und warum nicht auch jenes ...« – stürzen sich auch die Eltern in Unruhe. Die Unsicherheit ist umso größer, je weniger sie sich nach den Ratschlägen der Eltern- und Großelterngeneration richten möchten und je mehr sie den richtigen Weg in Büchern, Zeitschriften und auch bei verschiedenen Spezialisten zu finden versuchen: ein Labyrinth voller verschiedener Wege und Sackgassen und eine Flut von Ansichten, die sich gegenseitig bekämpfen. Solche ideologischen und sachkundigen Kämpfe auszudiskutieren, macht bei einem Kongress Sinn und sogar auch Spaß. Aber die unterschiedlichen Meinungen wegen des schreienden Kindes mit dem nervösen Mann in der Nacht auszutragen, ist ein beinahe lebensbedrohlicher Stress. Davon wird einem im wahrsten Sinne des Wortes übel. Die Wissenschaftler nennen den Zustand dieses stressigen Zwiespalts »affektive Ambivalenz«. Und in der Bibel wird an zwei Stellen von der wichtigsten Schöpfungsformel gesprochen, der sämtliche Energien folgen. So wie ein Wasserstrom zwischen zwei festen Ufern links und rechts fließt, so wie sich der elektrische Strom zwischen Pluspol und Minuspol bildet, so muss auch die Sicherheit in menschlichen Beziehungen auf der Eindeutigkeit der Grenzen »ja – nein«, »nur so – und nicht anders« fußen. Am schlechtesten ist es mit den Beziehungen bestellt, wenn es »weder – noch« gibt und es jedes Mal anders ist, je nachdem, was die junge Mutter bereits gelesen hat, was ihr Mann von seiner eigenen Mutter empfohlen bekam, wie sich das Wetter verhält oder ob das Kind Blähungen hat. Einmal versucht die Mama, den Schreihals genau so zum Einschlafen zu bringen, wie der Mann es auch meint, ein anderes Mal (infolge eines Ehestreites) macht sie es und auch er grundsätzlich anders. Keins von den Angeboten ist voraussagbar. Auf nichts kann sich das Kind verlassen. Die Bibel spricht wortgetreu von der Übelkeit als Folge eines solchen »Wischiwaschi«. In der Bergpredigt wird gesagt: »Euere Rede sei entweder nein oder ja, alles darüber ist von Übel.« Und in der Apokalypse sagt sogar Gott selber, dass er sich übergeben müsste, wenn der Mensch nicht eindeutig ist: »Da du weder warm noch kalt warst, speie ich dich aus meinem Munde.« Ich ertrage dich nicht in mir, du gehörst nicht zu mir, Mensch. Du schätzt nicht das wichtigste Gesetz, welches ich dir für deine lebendige Menschlichkeit gab, so kannst du nicht leben – so meint es Gott.

> Die Sicherheit in menschlichen Beziehungen fußt auf der Eindeutigkeit der Grenzen.

Und so meint es auch das Kind. Es ist ja der Bote Gottes auf dieser Erde, der uns in seiner Unschuld und noch unverbildet durch sein Wissen lehrt, was der Mensch wirklich braucht: die Geborgenheit, das Gefühl des Gehaltenwerdens, die zuversichtliche Hingabe an höhere Ordnungen. Was aber passiert ihm, wenn sich seine Eltern nicht trauen, diese höheren Ordnungen zu vertreten? Siehe da, hier ist das undurchsichtige, nervenzerreißende »Wischiwaschi«-Sortiment von Angeboten, die es zum Einschlafen bringen sollen, so wie es das Fallbeispiel am Anfang dieses Buches darstellt: Zunächst das Kind im Bettchen mit Mozarts Wiegenlied, dann schaukeln mit Schnuller im Mund, dann das Bettchen wiegen ohne Schnuller und ohne Mozart, auf den Arm hochnehmen und am Rücken beklopfen, dann wieder zurück ins Bettchen. Einmal lächelt die Mama freundlich, ein anderes Mal ist sie wütend, dann traurig und verzweifelt – eine bunte Mischung von Gefühlen, die das Kind verunsichern. Die einzige gleich bleibende Stimmung von der ersten Minute des Einschlafversuchs an, ja sogar schon eine Weile davor in der Erwartung des abendlichen Dramas, ist die innere Hochspannung der Mutter. Diese springt auf das sensible Kind über. Ein Teufelskreis: Je angespannter die Mutter ist, umso unruhiger wird das Kind, und je unruhiger das Kind ist, umso unsicherer, verängstigter, verzweifelter die Mutter ...

Wenn die Mama vom Papa abgelöst wird, werden die Angebote von ihm multipliziert und je nach seinem Ideenreichtum sogar potenziert: Schnuller in den kreischenden Mund, Mozart ertönt, das Bettchen wird hin- und hergeschaukelt, das Kind hochgenommen und gewiegt, hin- und hergetragen, der Vater tanzt mit ihm ... und nochmals steigt die Mama ins Spiel ein. Ihr Wechselbad der Gefühle wird immer drastischer. Große Sprünge von Wut bis hin zu Mordfantasien (»Unter dem Kissen würde dem Schreihals seine Stimme verstummen! O nein ... O Gott! ... Mit dem Kind aus dem Fenster hinunterspringen!«), Reue und Trauer. Unter den Tränen taucht die große Liebe erneut auf. Und nochmals die unzähligen Runden um das Kinderzimmer und Schlafzimmer herum, gehend, tanzend und singend. Nach dem Nervenzusammenbruch der Mama das Fahren im Auto ...

> Je angespannter die Mutter ist, umso unruhiger wird das Kind, und je unruhiger das Kind ist, umso unsicherer, verängstigter, verzweifelter die Mutter ...

Es ist niemand da, der das Kind vor der Reizüberflutung schützt, der seine Wahrnehmung ordnet. Im Gegenteil, das Kind wird von seinen eigenen Eltern der Reizüberflutung ausgeliefert. Das Teuflischste an dieser Unheilsgeschichte ist, dass sie ohne jegliche böse Absicht geschieht. Absolut keine Vernachlässigung ist im Spiel, sondern ein großes Engagement, vielleicht sogar ein übergroßes Engagement. Die jungen Eltern möchten es viel kindgerechter und feinfühliger machen, als es ihre Eltern getan haben. Umso weniger trauen sie sich, Fehler zu machen und plagen sich mit perfektionistischen Ansprüchen. Denn Fehler zu machen, passt ja in die heutige Gesellschaft überhaupt nicht. Alles ist hier auf Erfolg und Freiheit von Störungen ausgerichtet. Gegen

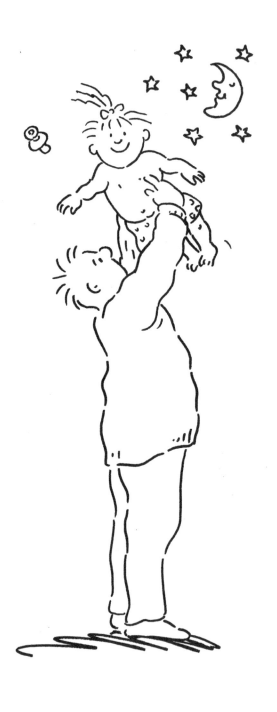

alle Störungen hat man patente Rezepte, Spezialisten und Publikationen. Man muss nur wissen, an wen man sich wenden soll. Wer es nicht weiß, der ist der Doofe. Fehler zu machen, ist dumm. Und die jungen Eltern können die Frustrationen umso weniger ertragen, weil sie bereits in einer Zeit groß geworden sind, in der vieles mühelos zu erreichen war und es wenig Chancen zur Einübung von Belastbarkeit und Frustrationstoleranz gab. Schon in ihrer Kindheit konnten sie sich von einer Unannehmlichkeit mithilfe des Fernsehknopfes ablenken oder sich von einem Beziehungskonflikt einfach in die private Sphäre des üppig eingerichteten Kinderzimmers zurückziehen. Der Schreihals aber lässt sich mit keinem Knopf abschalten! Manchmal gelingt die Flucht in die private Sphäre, was die hohe Scheidungsrate nachweist. »Wie eine ganz neue empirische Studie von Nickel (Düsseldorf) und Rollett (Wien) belegt, sinkt die partnerschaftliche Zufriedenheit zwischen den Eltern im Zeitraum vom Bekommen des ersten Kindes bis zur Schwangerschaft mit dem zweiten Kind signifikant ab. Sollte dieser Befund eine mögliche Erklärung für die zunehmende Scheidungsquote der Ehen darstellen? Anstatt also durch erfolgreiche Partnerarbeit gerade im Vollzuge des gemeinsamen Bestehens schwerer gemeinsamer Aufgaben – und die Ankunft des ersten Kindes ist zweifellos eine solche – einander vertrauter, gegenseitig verlässlicher zu werden, sieht man der Ankunft des zweiten Kindes mit einem deutlichen Rückgang der gegenseitigen Zufriedenheit als Partner entgegen«, schreibt Professor Schuser in den Mitteilungen Nr. 29/1995 der *Deutschen Liga für das Kind in Familie und Gesellschaft.*

Eine Erklärung für den Zerfall der jungen Ehen ist das mangelhafte Training des Zusammenhalts. Als Kinder haben sie in ihren Ursprungsfamilien zu wenig gelernt, wie man den anderen trotz möglicher Vorbehalte erträgt, wie man einsteckt und erduldet, wie man sich hilft, wie man teilt, wie man Rücksicht nimmt, wie man sich den Beziehungskrisen stellt, wie man die Konflikte ausdrückt und wie man für die Erneuerung der Liebe und der Bindung sorgt. Wie alles in der Welt will auch dieses Bindungsverhalten anhand des Vorbildes und der eigenen Erfahrungen gelernt sein. Dennoch haben die Eltern von heute als Kinder von gestern wenig davon erfahren. Viele haben schon bei ihren Eltern den Zerfall der Ehebeziehung erlitten und wiederholen eigentlich nur das bekannte Strickmuster. Es war schon damals relativ leicht, auseinander zu gehen. Denn jeder hatte sein »Eigenes«, das man nicht teilen musste: seinen eigenen Fernseher, sein eigenes Auto und seine eigene Krankenversicherung. Unter Wohlstand gedeihen Bindungen allerdings nicht, denn jeder ist zwar selbstständiger, häufig aber auch einsamer. »Nur in der Not lernst du den Freund kennen«, sagt das bei allen Völkern der Welt bekannte Sprichwort. Besonders die sachliche, sinnlich wahrnehmbare, erlebte Not mobilisiert die helfenden Kräfte, um die Mitverantwortung für das gemeinsame Überleben zu tragen.

In Köln oder Hamburg können wir bei gefährlichem Hochwasser sehen, wie die Hilfsbereitschaft von Stunde zu Stunde steigt. Wenn einem das Wasser bis zum Hals reicht, dann finden eben in solchen Situationen im Wasser oder im Rettungsboot unter Umständen Nachbarn zueinander, die sich bis dahin über den gut gepflegten Zaun kaum gegrüßt hatten. Solche mobilisierenden Auswirkungen hat die rein seelische Not leider nicht. Ihr Einfluss geht nicht direkt zum Herz. Im Herzen wird das Einfühlen aktiviert, und erst dann wird »mit dem Herzen gesehen«, wie es unvergesslich Antoine de Saint-Exupéry in seinem Buch *Der kleine Prinz* ausdrückte. Aber die Eltern unserer Eltern waren bereits durch den materiellen Wohlstand geblendet, und es war ihr Ehrgeiz, keine materielle Notlage mehr erleiden zu müssen, alles für sich alleine zu haben und den anderen niemals zu brauchen. Mit dem Ehrgeiz aber kam Geiz, der Egoismus hatte freie Bahn.

Immer öfter stellen sich Soziologen und Politiker die Frage, ob die Familie noch Zukunft hat. Diese Schwierigkeiten, in zwischenmenschlichen Beziehungen konstruktiv miteinander umzugehen, haben bei Gott nicht die heutigen jungen Eltern verursacht. Sie haben diese Unfähigkeit als Mitgift in die eigene Ehe und Elternschaft eingebracht. »Geh, geh doch! Verschwinde! Ich kann auch ohne dich sein. Du bist nur Last für mich. Pack deine Sachen und geh endlich!«, höre ich oft die jungen Eheleute sich anschreien. Und wenn ich frage: »Haben Sie diese Sätze schon gehört? Kommen Ihnen diese Sprüche nicht verflixt bekannt vor? Wer war es denn, der diese Sätze immer auf der Zunge hatte?«, dann erschrickt so manche junge Mutter: »Meine Mutti war es!«

An dieser Stelle taucht die Frage auf, inwieweit sich die jungen Mütter auf ihre Gefühle, auf ihre Bindungsbereitschaft und auf ihre Instinkte verlassen können. Zweifellos können es manche noch immer. Nicht jeder musste durch die Wüste gehen. Und nicht jeder hatte das Pech, unterwegs keine Oase gefunden zu haben. Manche aber unterliegen einem Irrtum. Das, was sie für ihr Gefühl halten, kann auch eine Illusion oder eigener Nachholbedarf sein.

Der Brief einer Mutter ist ein schönes Beispiel für Illusion und Desillusionierung: »Mutter zu sein, ein neues Leben zu entbinden, hielt ich für das Schönste, was mir begegnen kann. Als ich schwanger wurde, war ich total im Glück. Und ich meinte, die Schönheit und das Glück für die Ewigkeit gepachtet zu haben. So schön, sanft, harmonisch habe ich mir auch die Entbindung vorgestellt. Ich habe darüber Bücher gelesen und Filme gesehen. Als es aber soweit war, fühlte ich mich wie rücklings überfallen. Es tat weh, und die Hebamme war keine sanfte Fee, die mich massierte und mit mir geatmet hätte. Der Betrug setzte sich fort. Meine Vorstellung war das schöne Bild einer innigen, glücklichen Verbundenheit mit dem Baby, das an meiner Brustwarze saugend, zärtlich und dankbar zu mir aufschaut. Aber jetzt hängt der Bub ganze Nächte an meiner Brust, beinahe alle halbe Stunde verlangt er danach, aber er trinkt nicht, sondern er lutscht nur so herum. Anders schläft der Macho nicht ein. Die Dame muss ihm zu Diensten sein. Ich fühle mich missbraucht. Und wenn ich mich dabei ertappe, wie ich mein Kind hasse, dann werde ich verrückt.« Dass das Mutterglück auch seine schwierigen Seiten hat, dass die Geburt schmerzhaft sein kann und dass es notwendig ist, den Schlaf- und Trinkrhythmus des Babys zu regulieren, darüber wurde die junge Mutter nicht aufgeklärt. Als die Illusion dann wie ein schöner, pastellfarbener Luftballon zerplatzte, stimmte es auch nicht mehr mit dem Gefühl. Aus der Liebe wurde eine Hassliebe.

Aber auch bei den Vätern kann die Realität schwierig werden. Dazu ein Beispiel, das zeigt, wie ein junger Vater seinen Nachholbedarf zunächst für sein wahres Glück hielt. (Den gleichen Vater haben wir schon im Vorwort erwähnt.) Bereits seit Monaten wechselt er sich mit seiner Frau nachts bei der Betreuung des kleinen Sohnes ab. Er nimmt den Kleinen in sein Bett und versucht, ihn in seinen Armen in den Schlaf zu wiegen. Wenn der Kleine aber trotzdem weint, dann nimmt er ihn ins Tragetuch und steigt mit ihm die Wendeltreppe hinauf und hinunter, hinauf und hinunter. Aufopfernd. Unermüdlich. Sobald er erlahmt und sich auf die Treppe setzt, schreit der Kleine herzzerreißend. »Ja, wirklich, als hätte ich ihn im Stich gelassen«, beklagte sich dieser Vater bei mir. »Bitte sagen Sie mir, was ich noch machen soll, damit sich mein kleiner Thomas nicht verlassen fühlt. Reine Körpernähe reicht ihm offensichtlich nicht.«

Wie sich herausstellte, hat der Vater grundsätzlich auf das Lesen von Büchern und auch auf die Beratungsstelle für die Geburtsvorbereitung verzichtet, seine Frau hat er aber daran nicht gehindert. »Ich habe mir vorgenommen, mich rein auf mein Gefühl zu verlassen. Und mein Gefühl sagt mir, dass ich mein Kind nie alleine lassen sollte. Das ist doch gut, oder?! Das Kind hat ein Recht auf meine Anwesenheit, ich bin doch sein Papa, sein einziger Papa.« Als wir dann zusammen seine eigene Kindheit angeschaut haben, zeigte sich, dass die Trennungsängste, die Ängste vor dem Verlassenwerden und vor der Vereinsamung in seinem Garten gewachsen sind und bis heute wuchern. Er war unehelich, wuchs ohne Vater auf, seine allein stehende Mutter war berufstätig. Er war bei wechselnden Tagesmüttern und musste schon mit zehn Jahren ins Internat. Die schlimmsten Erinnerungen hat er an seine Bestrafungen.

> Das Kind hat nicht nur ein Recht auf Nähe, es hat auch das Recht auf einen ununterbrochenen Schlaf.

Es wurde ihm immer wieder damit gedroht, dass seine Mutter ihn nicht abholt oder dass sie ihn nicht besucht, wenn er böse ist. Die Vereinsamung wurde ihm zur schrecklichsten Strafe. Und die stete, durch nichts erschütterbare Nähe wurde ihm zum Nachholbedürfnis, das er auf seinen Sohn übertrug. Ich hatte Mühe, ihm diese Verschiebung verständlich zu machen. Noch am ehesten beeindruckte ihn mein Hinweis darauf, dass nicht nur das Kind Recht auf Nähe hat, sondern dass auch er das Recht auf einen ununterbrochenen Schlaf hat. Da der Bub schon eineinhalb Jahre alt und inzwischen schwer war und der Papa unter einem rezidivierten Bandscheibenvorfall litt, ging er immer williger auf meine Ratschläge ein. Letzten Endes hat ihn schließlich das ruhige Schlafen des Kindes überzeugt, als dann die Ratschläge in die Tat umgesetzt wurden (die Lösung war die Hängematte am Bett des Vaters). Hauptsächlich aber überzeugte ihn die fröhliche Stimmung, mit der das Kind jeden Morgen in seiner Hängematte ganz alleine aufwachte und sich auf das Erscheinen seines Vaters freute.

Auch auf die Instinkte kann man sich nicht immer völlig verlassen. Es ist aus mehreren Forschungen bekannt, dass die Instinkte nur dann stark wirken, wenn sie in den ganzen Kontext der natürlichen Bedingungen eingebunden sind, sonst erlöschen sie allmählich. Ein Beispiel aus dem Tierreich soll dies verdeutlichen: Wenn das Kalb nicht von der Kuh betreut, sondern vom Menschen mit dem Fläschchen aufgezogen wurde, dann weiß es im Kuhalter nicht mehr, dass es seinem Kalb das Euter anbieten soll. Eine Analogie zum Menschen kann man dank der Aufklärungsarbeit der vielen Stillgruppen glücklicherweise nicht finden. Hier ist anstelle des Instinktes aber der intellektuelle Verstand am Werke; deshalb kann man mit vollem Recht vom Ausfall der Instinkte sprechen, wenn man auf das verpönte und verweigerte Stillen in der ersten Hälfte dieses Jahrhunderts zurückblickt. Das Ausmaß der heutigen Verunsicherung im Bereich des instinktiven Handelns wird deutlich, wenn wir schauen, inwieweit die instinktgebundenen Bedingungen des ruhigen Schlafes – nämlich die Hülle, der Rhythmus, der sichere Ort und die sichere Mutter – heute erfüllt sind.

- Die Hülle ist sehr locker geworden. Gegen das feste Wickeln haben sich ganze Scharen von Freiheitskämpfern aufgebäumt. »Das Kind hat das Recht auf freie Bewegungen. Man darf es nicht hemmen. Es soll sich freistrampeln«, heißen die Parolen, und bis heute glauben viele Eltern, dass dies richtig ist. Ich betone das Wort »glauben«, weil es keine überzeugenden wissenschaftlichen Begründungen für das »Freistrampeln« gibt.
- Der Rhythmus kommt immer wieder irgendwie zustande, aber nicht zuverlässig, gleich bleibend, wiederho-

lend geordnet durch die Mutter oder die Wiege, sondern auf Umwegen durch das Kind bestimmt. Das Kind selber spürt das unabdingbare Bedürfnis nach Rhythmus. Das eine Kind mehr, das andere weniger. Es holt sich den Rhythmus, indem es Schnuller lutscht, an der Brust oder an der Flasche saugt, sich im Arme wiegen lässt, die Haarsträhne der Mutter mit den Fingern dreht, sich durch die rhythmischen Sequenzen der Wendeltreppe stimulieren oder sich im Auto fahren lässt. Das Verheerende dabei ist, dass das Kind selber sowohl auf dem Beginn der rhythmischen Stimulation als auch auf seiner Fortsetzung bestehen muss und deshalb gar nicht zur Ruhe kommt. Merkt es, dass der Vater beim Besteigen der Treppe erlahmt und der Rhythmus nachlässt, muss es von neuem mit Nachdruck nach dem vertrauten Rhythmus verlangen. Denn, wie wir schon gehört haben, möchte das Kind beim Aufwachen das Gleiche vorfinden, das es beim Einschlafen wahrnehmen konnte. Auf keinen Fall kommt das Kleinkind zur Ruhe, wenn es über seine Sicherheitsmaßnahmen dauernd bestimmen muss.

- Den sicheren Ort gibt es so gut wie nicht mehr. So wie die Eltern in ihrer Verzweiflung versuchen, das Kind möglichst schnell zu beruhigen, so schnell wechseln sie auch den Ort. Bei dem häufig gehörten Satz »Wir haben alles probiert!« sind vor allem die verschiedenen Orte gemeint. Stete Umzüge! Vom Bettchen in den Arm der Mutter, mit ihr ins Ehebett, mal an der Brust, mal ohne Brust, ins Bett des Vaters, in seinen Armen durch die ganze Wohnung wandernd, vom Schlafzimmer bis zur Eingangstür, durchs Treppenhaus, um das Wohnzimmer herum, nochmals ins Bettchen, nochmals auf den Arm der Mutter, in die Tragetasche, ins Auto ... Den Ortswechsel bestimmt unbewussterweise das Kind mit seinem Schreien. Je heftiger es kreischt, umso schneller wird der Ort gewechselt. Und je weniger es sich auf etwas Gleichbleibendes verlassen kann, umso heftiger schreit das Kind. Zum nächsten Ortswechsel treibt im Grunde sein Verlangen nach einem intensiven rhythmischen Angebot. Das gesamte Gehen, Wiegen, Herumwandern, Treppensteigen, Tanzen, Schaukeln, Autofahren basiert ja auf dem Rhythmus. Sobald aber das Baby an einem der Rhythmen Gefallen gefunden hat und dies mit seinem noch lauteren Schreien lediglich bestätigt, um es noch eine Weile aufrechtzuerhalten, hält die Mutter das Schreien nicht aus und bietet aus Verzweiflung wieder etwas Neues an. Es bietet sich der Vergleich mit dem Hin- und Herziehen der Zigeuner an. Aber dieser Vergleich hinkt. Den Zigeunerbabys geht es während der Umzüge prächtig. Zwar ziehen sie von Ort zu Ort, aber sie sind stets mit der Mutter verbunden oder mit einem ihrer Vertreter. Und unter diesem wahrnehmbaren Kontinuum können sie ihre Betreuer genießen, weil diese eine Selbstsicherheit und Eindeutigkeit ausstrahlen.

- Von Sicherheit und Selbstsicherheit der heutigen Mutter wie auch des Vaters kann keine Rede sein. Ich nehme an, dass diese Verunsicherung der jungen Eltern eine noch nie da gewesene Erscheinung ist.

So lässt sich leider sagen, dass das kleine Kind der heutigen Wohlstandsgesellschaft die miserabelsten Bedingungen zum ruhigen Schlafen hat.

Wie es dabei den Eltern geht, wissen wir aus deren Berichten. Wie es dem Kind geht, lässt sich nur aus seiner Unruhe und aus seinem mal verzweifelten, mal zornigen Schreien ableiten! Um für seine Lage zu sensibilisieren, unternehme ich den Versuch, das nächtliche Drama einmal

> Je weniger das Kind sich auf etwas Gleichbleibendes verlassen kann, umso heftiger schreit es.

aus seiner Sicht zu betrachten. Fühlen wir uns in seine Lage hinein!

Machen wir uns zunächst bewusst, wie das beispielsweise zehn Monate alte Kind wahrnehmen und denken kann und welche Vorstellung es von sich und der Welt hat. Es hat noch keinen Überblick über die Größe der Welt und kann seine Umwelt noch nicht von sich getrennt betrachten. Vielmehr empfindet es sich als Mittelpunkt seiner magischen Welt, und wenn es merkt, wie sich diese Welt unter seinem Einwirken bewegt, fühlt sich das Kleinkind allmächtig. Dazu reichen ihm die einfachen Handlungsschemata, die es in diesem Alter nachvollziehen kann und die es unzählige Male wiederholt, um sich somit auf seine beginnende Vorstellungskraft und seine ersten Gedankenschlüsse verlassen zu können. Das Kind weiß, dass eine bestimmte Ursache eine bestimmte Wirkung zur Folge hat. So weiß es zum Beispiel, dass, wenn es in der Gegenwart der Oma Dinge aus dem Kinderwagen hinauswirft, sich diese jedes Mal bückt, das Ding aufhebt und unter verschmitztem Lächeln mit dem Zeigefinger droht und sagt: »Du, du!« Und das Kind macht es immer wieder von neuem, um das »Du, du!« von der Oma zu hören. Damit festigt es seine Sicherheit im Handeln und im Denken.

Fragen wir uns nun einmal, wie es dem kleinen Kind geht, wenn es sich als der Allmächtige betrachten muss, der die Formel »Es werde Licht« in der Hand hat und somit die Nacht zum Tag machen kann. Dazu biete ich als Kostprobe eines von unzähligen Fallbeispielen, die es in den verschiedensten Variationen je nach Art der Beruhigungsmittel, der Frustrationstoleranz der Mutter usw. gibt.

Der kleine Raimund, gerade neun Monate alt, liegt abends in seinem Bettchen und spürt, dass ihm etwas fehlt und ihm alles wehtut. Bis vor kurzem durfte er noch in der Wiege einschlafen. Das tat ihm insofern gut, als er im Bauch

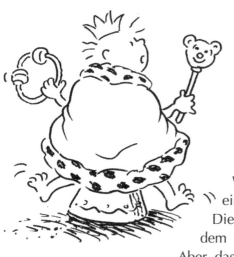

seiner Mutter zu wenig gewiegt werden konnte. Es wurde ihr nämlich in den letzten Wochen Bettruhe verordnet. Aber die Eltern haben sich der Meinung der Oma angeschlossen, dass der Bub inzwischen der Wiege entwachsen ist und ein ordentliches Bett verdient. Dieses Bettchen aber kommt dem Baby unendlich groß vor. Aber das Schlimmste ist, es bewegt sich nicht. Die statische Stille ist ungewohnt und löst Angst aus. Raimund bräuchte das vertraute Nest zur Beruhigung. Weinend verlangt er danach. Er sehnt sich danach und dringender noch nach der Mama, umso mehr, weil er im Mund furchtbare Schmerzen spürt. Und nicht nur im Mund! Der ganze Kopf, ja der ganze Körper leidet unter dem ersten Zahn. Raimund schreit. Und siehe da – was geschieht! In der Ferne von Raimunds magischem Weltall leuchtet ein Planet auf – das Elternschlafzimmer. Immer mehr Licht wird in dem bis dahin dunklen Weltall sichtbar. Und über die helle Milchstraße rollt die Mama wie ein Raumschiff auf das Bettchen zu. Sie wird immer größer und größer, bis sie am Rande von Raimunds Bettchen leise landet. Sie tut es wirklich leise, weil sie nicht will, dass Raimund ihre Gegenwart bemerkt. Die Warnung ihrer Mutter hat sie sich gut eingeprägt. »Nimm das Kind in der Nacht ja nicht in den Arm, sonst bist du es nie mehr los!« Bis heute hat sie dies auch eingehalten. Denn sie weiß, ihre Mutter hat Recht. Sie hört ja die Beschwerden von den jungen Müttern, wenn sie sich im Wartezimmer des Kinderarztes über ihre nächtlichen Plagen austauschen. Sie liest in Zeitschriften über den nächtlichen Horror im Kinderzimmer. Also gibt sie sich dem Kinde nicht zu erkennen, und damit es nichts merkt, prüft sie auf die Entfernung, was mit ihm los ist. Laut Geruch ist es noch sauber, Fieber hat es wohl auch nicht. Was fehlt ihm bloß? Sie schaukelt das Bettchen, aber das lässt den Bub noch lauter schreien. Er spürt, jetzt kommt, was ich brauche, und bestätigt mit seinem Geschrei, ja, das ist es, bloß brauche ich noch mehr davon, mach weiter, Mama. Diese Nachricht kann die Mutter aber nicht genau dechiffrieren und prüft weiter, was ihm wohl fehlt. Hat er vielleicht Durst? Nein, an die Brust will sie ihn nicht anlegen, sonst könnte er dauernd nach ihr verlangen. Sie entschließt sich, ihm ganz unauffällig ein Fläschchen Tee anzubieten. So geht sie in die Küche. Auch noch auf diesem letzten Planet des Weltalls leuchtet für Raimund das Licht auf. Die Mama kehrt zurück, steckt den Nuckel in den aufgerissenen Mund, aber der Schreihals zieht nicht daran, er will ihn gar nicht. Die Teetropfen fließen mit dem Speichel hinaus. Durch mehrmalige Versuche fühlt sich Raimund sehr belästigt und enttäuscht. Er will nicht die Flasche, er will die Mama. Aber sie ist zu weit weg. Zwischen ihr und ihm steckt die widerliche Flasche wie eine Bedrohung. Und da sein Weinen immer herzzerreißender wird, springt die Mama über ihren Schatten und wirft alle Warnungen über Bord: Sie nimmt ihren Raimund doch in ihren mütterlichen Arm. Im gleichen Augenblick beruhigt er sich, und sie gibt ihm die Brust. Aber der Augenblick ist wirklich nur kurz. Nach zwei, drei laschen Zügen schreit Raimund nochmals auf. Vielleicht plagt ihn ein Bäuerchen, überlegt die Mama. So legt sie ihn auf ihre Schulter und klopft ihm auf den Rücken, schüttelt ihn, geht mit ihm im Zimmer auf und ab und läuft in der ganzen Wohnung herum. Unendlich lange. Kilometerlang. Hier eröffnet sich ihm eine völlig neue Sicht. Wird er zum Fenster getragen, sieht Raimund die Straßenlampe, dreht sich die Mama, sieht er das rote Licht von der Spülmaschine, und einige Schritte weiter das grüne Licht von der Kontrolllampe am Computer. Völlig andere Düfte begegnen ihm, einmal an der Schwelle zur Küche, wo es noch nach Pizza riecht, wie auch an der Badetüre. Einmal flüstert ihm die Mama schöne beruhigende Worte ins Ohr und singt dazu. Dann schweigt sie, aber ihr schwerer, angespannter Atem ist ganz laut, und dann fragt sie: »Wie lange noch, verflixt noch mal?«, worauf Raimund keine Antwort geben kann. Bei all den neuen Reizen kann er sich nicht so schnell beruhigen. Seine Aufmerksamkeit wird immer wieder von neuem wachgewirbelt. Einem Kabarett gleich ist diese Reihe von stets neuen, unerwarteten Nummern: Lichteffekte, Sängerinnen, Gesang, um die Manege kreiseln die Tänzerinnen, die Trapezkünstler schweben hinauf und herunter, ab und zu kommt der Kellner mit der Sektflasche ... Das einzige Stete ist dabei nur der Rhythmus auf der Schulter der Mutter. Und der bewirkt letzten Endes doch die Beruhigung. Es tut ihm gut, sich an die Zeiten zu erinnern, wo er im Bauch seiner Mama ihre Eindeutigkeit unter dem Wiegen spüren konnte. Genüsslich schließt er seine Augen, vergisst seinen Zahn und träumt von seiner Wiederkehr ins Paradies. Die Mutter meint, er sei endlich eingeschlafen und legt ihn behutsam, um ihn nicht durch eine hektische Bewegung zu wecken, zurück in sein Bettchen. Ganz leise, auf Zehenspitzen verschwindet sie in dem immer dunkler werdenden Weltall. Weit gefehlt! Raimund schläft noch nicht. In der Stille genießt er das tolle Ereignis. Was er nicht alles bewirken konnte! Er versteht bereits einiges von den Zusammenhängen zwischen Ursache und Wirkung. Aufgrund seines Schreiens wurde im Weltall Licht, die Mama kam durch die Milchstraße angeflogen, es folgte das Kabarett, voller Sensationen. Aber das eindrucksvollste Erlebnis war doch das Wiegen auf

In seinem magischen Kosmos fühlt sich das Kind allmächtig.

der Schulter seiner Mutter. Dies war noch toller als das schon abgedroschene »Du, du!« der Oma. Raimund ist ein neugieriges Kind. Er möchte neue Erfahrungen sammeln und sich von seiner Wirksamkeit überzeugen. Also setzt er diese Handlungskette nochmals in Gang, indem er dazu das Schreien einsetzt. Und tatsächlich, es wirkt. Schon wieder erstrahlt das Licht auf dem weit entfernten Planeten, dann kommt von dort die Mama ganz leise angeflogen und wird immer größer, das unendliche Kabarettprogramm beginnt ...

Und die Folgen davon? Im Laufe der sich wiederholenden Erfahrungen stellt das kleine Kind fest, dass es sich am ehesten auf solche Geschehnisse verlassen kann, die es im wachen Zustand selber initiiert. Dann tun die unsichere Mama und der nicht weniger verunsicherte Papa das, was das Kind erwartet. Demzufolge fühlt sich das Kind in seinem magischen Kosmos allmächtig. Für das unreife, noch schutzbedürftige Kind ist diese Allmachtserfahrung jedoch irreführend. Indem es sich nämlich stärker als seine Eltern fühlt, nimmt es seine Eltern als manipulierbar und schwach wahr. Dies ist das allergrößte Unheil. Denn bei den Schwächeren kann das Kind seine Grundbedürfnisse nach Sicherheit und Geborgenheit nicht sättigen. Es bleibt ihm nichts anderes übrig, als sich stets als der Drahtzieher darzustellen.

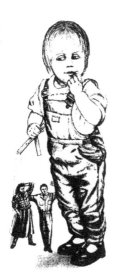

Die Geborgenheit entgeht ihm dadurch vollkommen, es kann lediglich mit seinen »Regierungsprogrammen« die Umwelt sicherstellen. Als Selbstversorger mit der Sicherheit ist das kleine Kind allerdings überfordert, es muss stets dafür sorgen, dass sich die Umwelt ihm anpasst, und kommt dadurch nicht zur Ruhe. Ständig muss es aufpassen, dass das Licht angemacht wird, dass die Mama kommt, wie sie ihn in den Arm nimmt, in welchem Tempo und wie lange sie ihn bewegt, was sie ihm zum Trinken anbietet, ob von der Brust oder von der Flasche und ob überhaupt. Seine verzweifelte Notwendigkeit, sich Ersatzsicherheit durch das Beherrschen der Umwelt zu verschaffen, erzeugt einen inneren Zwang, der sich je nach Anlage bis zur Suchtabhängigkeit steigern kann. Das Kind ist in einem fortdauernden Stress. Und die Eltern auch. Sie fühlen sich vom Kind tyrannisiert. Und das unschuldige Baby wird zum Tyrannen abgestempelt.

Noch bevor sich die Liebe des Kindes zu den Eltern entfalten konnte, gerät sie in einen Zwiespalt. Es entsteht eine Hassliebe. Eine solche Mischung aus Hass- und Liebesgefühlen kommt ihm aber auch von den Eltern entgegen. Auch bei ihnen erlitt die Liebe Schiffbruch. Sie sind enttäuscht, fühlen sich in ihrer Elternrolle als Versager, aber auch als Mann und Frau enttäuschen sie sich gegenseitig. »Das Kind tötet die Ehebeziehung«, diesen verheerenden Satz hört man immer wieder. Als läge der Sinn der Ehe nur in der Ehebeziehung! Wie verdreht die Sichtweise geworden ist: Die Eltern sprechen heute vom Tod der Ehe, wo doch Kinder der Segen einer Ehe sein sollten.

Das Ende der Liebesbeziehung ist deshalb besonders schmerzhaft, weil man das Kind ja mit einer unbeschreiblich großen Liebesbereitschaft erwartete und ihm alles geben wollte, damit sich sein Selbst entfalten kann. Aber auch die Freiheit, die die Eltern dem Kind und sich selbst geben wollten, stürzte wie ein Kartenhäuschen zusammen. Weder das Kind noch die Eltern sind frei. Das Kind kann sich aufgrund seiner Abhängigkeit von den Vorstellungen der Umweltbedingungen nicht frei fühlen, und die Eltern fühlen sich gefangen, ohnmächtig und hilflos.

Wenn wir uns noch einmal der Frage zuwenden, in welcher Epoche der Kinderbetreuung die Kinder den ruhigsten

Schlaf hatten, dann fällt die Antwort nicht schwer. Zurückdrehen aber lässt sich das Rad der Geschichte nicht. Wir müssen nach vorne blicken, so wie auch diese Erde ihren Lauf um die Sonne nicht rückwärts vollziehen kann.

Wenn ich mich jedoch zwischen zwei Übeln entscheiden sollte, für die kühle Behandlung im technokratischen Zeitalter (zu Beginn des 20. Jahrhunderts) – keine Nestwärme, aber eine sichere Mutter – oder für die modernen Versuche der heutigen Zeit – weder Sicherheit noch Geborgenheit –, dann würde ich lieber das erste Übel wählen. Der Sicherheit wegen. Aber auch dieser Weg geht nicht zurück. Die Lösung für die Kinderbetreuung von heute und morgen ist der Rückblick und die Rücksicht auf das Gute von gestern, das von unvergänglicher Bedeutung ist. Davon möchte ich nun die Empfehlungen ableiten.

Sichere Empfehlungen

Das Wort »sichere« Empfehlungen, das den »Patentrezepten« ähnelt, betrachten Sie bitte nicht als Anmaßung. Die Berechtigung dazu leite ich von den Gesetzmäßigkeiten der Schöpfung ab, die seit jeher wirken, und von den vielen tausend Fällen aus meiner Beratungspraxis, bei denen sich die Empfehlungen bewährt haben.

Diese Empfehlungen schließen andere Möglichkeiten nicht aus. So manche Eltern, die dieses Buch nur deshalb lesen, um zu erfahren, dass es anderen Eltern viel schlechter geht, werden vielleicht sagen: »Oh, wir machen es ganz anders, und unsere Kinder schlafen trotzdem problemlos.« Das ist eine erfreuliche Aussage. Bleiben Sie bei dem, was sich bei Ihnen bewährt hat. Ich will auch nicht alle Wege beschreiben, die nach Rom führen, sondern nur einige wenige, die sich als sicher begehbare bewährt haben.

Wie Sie größere Selbstsicherheit gewinnen

Gleichgültig, welchen Weg man mit dem Kind geht, wichtig ist vor allem, dass sich der Wegbegleiter sicher ist. Denn auf den Sicheren kann sich das Kind verlassen, und es lässt sich gerne von der Sicherheit anstecken. Wie heißt es so schön? »Ich würde mit ihm durch die Hölle gehen« oder: »Ich würde mit ihm Pferde stehlen.« Ich hörte schon die extravagantesten Berichte über diverse Einschlafpraktiken, zum Beispiel: »Wenige Minuten auf einem großen krankengymnastischen Ball mit dem Kind im Arme sitzend zu hüpfen, reicht aus, dass das Kind im Nu einschläft und sich problemlos ins Bett legen lässt.« Oder wie ein Vater mir erzählte: »Ich lasse mein Söhnchen auf meiner nackten Haut einschlafen. Die Behaarung tut ihm offensichtlich gut. Und mich stört es nicht. Ich schlafe sowieso gerne auf dem Rücken.« Allerdings lässt sich dieser Vater zu keinen anderen Extrawürsten verleiten. Verbleiben Sie einfach bei dem einen Zustand, unter dem Sie das Kind einschlafen lassen wollen, und verändern Sie diesen nicht.

Verlassen Sie sich auf sich selbst, und genießen Sie es, wenn Sie sich auch auf Ihren Ehepartner verlassen können!

Jeder einzelne von den Eltern muss die Selbstsicherheit in sich finden, ohne sich auf jemand anderen verlassen zu müssen. An dieser Stelle bitte ich um volle Aufmerksamkeit für den feinen Unterschied zwischen den Begriffen »sich verlassen müssen« und »sich verlassen können«. Es ist wünschenswert, dass sich das Ehepaar aufeinander verlassen kann und dass sich die beiden die Aufgaben der Kinderbetreuung teilen, sodass auch der Papa Windeln wechselt, das Kind badet und es auch zum Einschlafen bringt.

In Bezug auf die Geborgenheit des Kindes ist es aber unzulässig, das Kind spüren zu lassen, dass der eine so unsicher und ängstlich ist, dass ihm der andere helfen muss. Wenn die Mutter ihren Mann flehentlich um Hilfe bei der Beruhigung des Kindes bittet, dann macht sie sich eigentlich selber zum Kind, das es ohne den starken Papa nicht schafft. Und wenn der Vater kavalierhaft seine Frau entlastet, bescheinigt er ihr dadurch ihre Schwäche. Möglicherweise tut es der Frau gut. Aber keinesfalls tut es dem Kind gut. Eine kindliche Mutter kann das Kind nämlich nicht ertragen. Es wendet sich von ihr ab und kämpft gegen sie, zumindest durch heftiges Schreien (im späteren Alter wird dann die kindliche Mutter vom Kind geschlagen!).

Im 4. Akt des »Dramas im Schlafzimmer«, am Anfang dieses Buches, war der Stress für das Kind auf seinem Höhepunkt, als seine immer unsicherere Mama aufgegeben hatte, Ablösung von ihrem Mann verlangte und danach mit dem Gefühl der Schuld und Reue sich nochmals um ihr Kind bemühte. Ab diesem Moment erschien sie dem Kind unerträglich. Nur für einen Augenblick war das Kind bereit, sie als Mutter ernsthaft wahrzunehmen: nämlich zu dem Zeitpunkt, als sie ihre klare Wut äußerte, die das Kind eindeutig empfinden konnte. Zum großen Leidwesen des Kindes dauerte es aber nur einen Augenblick. Denken Sie daran, dass ein Kind aufgrund seiner Geborgenheitsbedürfnisse lieber eine harte, aber fassbare Sicherheit wahrnimmt als weiche, matschige Unsicherheit. Dem Vater gelang es, in dieser Geschichte besser abzuschneiden. Er unterbrach den Tanz mit dem Kind, als er von seinem Handeln noch überzeugt war.

Ich kenne allerdings auch viele Fälle von kindlichen Vätern. Dazu ein Beispiel, so wie es von einem Vater geschildert wurde, der sich bei mir wegen seines Sorgerechtes beraten ließ. Leider war der Scheidungsfall bereits in den Händen von Rechtsanwälten. Denn hätte man sich rechtzeitig um eine therapeutische Hilfe bemüht, wäre die junge Familie vielleicht gerettet worden. »Unser Jacob war schon zwei Jahre alt, und immer noch hat ihn meine Exfrau gestillt. Auch in der Nacht. Wie häufig kann man gar nicht zählen. Natürlich wollte er nirgendwo anders schlafen als im Bett seiner Mama. Sie wurde dadurch aber schon genervt. Immerfort musste sie mit ihrer Brust zur Verfügung stehen. Ob wir in der Zeit Sexualität erlebt haben? Wie denn!? Meine Exfrau war dauernd vom Kind belegt. Seit ihrer Schwangerschaft schliefen wir nicht mehr zusammen. Meine Exfrau sah auch ein, dass unsere Ehe unter dem Kind litt und fühlte sich auch sehr von dem Kleinen ausgenommen. Als sie einmal mitten in der Nacht genervt war, weil sie mit Jacob Streit hatte und er sie in die Brust gebissen hatte, habe ich mich eingemischt und bat um Ruhe. Ich wollte schlafen. Aber nicht aus Egoismus. Nein! Ich musste schlafen, um am nächsten Tag im Büro konzentriert zu sein. Meine Kollegen hatten schon bemerkt, wie ausgebrannt ich war. Da brach meine Exfrau in Tränen aus, schrie hysterisch, dass Jacob auch mein Kind sei, nicht nur ihres, und dass ich ihn selber beruhigen solle. Sie stieß Jacob mit voller Kraft in mein Bett. Er weinte herzzerreißend. So nahm ich ihn in den Arm unter meine Decke und wollte ihn trösten. Aber er wollte nicht zugedeckt werden und wollte auch meine Umarmung nicht. Ich versuchte, mit ihm zu spielen, um ihn von seiner Bockigkeit abzulenken. Aber das wollte er auch nicht. Ich habe mich mit ihm hingesetzt, ihn auf den Schoß genommen und gefragt, was hast du denn gegen mich, ich bin doch dein Freund, aber er schlug mich ins Gesicht, um mich von sich wegzustoßen. Ich gab immer noch nicht ganz auf. Ich hielt ihn bei mir. Aber ich musste weinen. O Gott, so weit ist es mit uns gekommen! Da hat meine Exfrau Jacob geschnappt, ihn zu sich genommen, mich wie einen kleinen Bub angeschrien, ich sei ein Schwächling, ich solle mich zum Teufel scheren ... Damit fing das Ende unserer Ehe an. Seit der Nacht will auch Jacob nicht mehr zu mir. Jedes Mal, wenn er zu mir zu Besuch kommen soll, schreit er wie am Spieß ...«

> Nur bei erwachsenen Eltern kann sich ein Kind geschützt und geborgen fühlen.

Kindliche Eltern kann das Kind nicht mögen. Nur bei erwachsenen Eltern kann es sich geschützt und geborgen fühlen. Es möchte sie ehren, um sich von ihnen das nachahmungswürdige Vorbild zu holen. Wegen seiner Unabdingbarkeit wurde dieses Grundbedürfnis als das 4. Gebot auf Moses Tafeln eingeritzt: »Du sollst Vater und Mutter ehren.« Auffällig ist, dass hier Vater und Mutter gesondert genannt werden. Sie müssen sich in Bezug auf die Versorgung und Erziehung selbstverständlich vertreten, aber niemals in Bezug auf Liebe und Geborgenheit. Wenn zum Beispiel nur die Mutter liebt und der Vater nicht, kann es dem Kind nicht gut gehen. Und das Gleiche gilt auch für die Geborgenheit. Wenn sich das Kind beispielsweise nur beim Vater geborgen fühlt und bei der Mutter nicht, ist es eine Halbwaise. In beiden Fällen ist auch die Ehe schon halb geschieden.

Nehmen Sie sich an, auch wenn Sie Fehler machen

Bevor ich konkret erläutere, wie der Mutter aus dem »Drama« geholfen werden konnte und wie die Hilfe für Jacobs Vater ausgesehen hätte, sei zunächst in aller Bescheidenheit gesagt, dass man keinem Menschen die Selbstsicherheit einreden kann. Auch das Kind lässt sich über die Selbstsicherheit der Mutter nicht hinwegtäuschen, falls diese innerlich nicht vorhanden und nur gespielt ist. Es geht darum, dass die Mutter von ihrer Richtigkeit wirklich überzeugt ist. Das gelingt nur dann, wenn sie sich vollkommen akzeptiert, nicht nur mit ihren Stärken, sondern auch mit ihren Schwächen. Sie ist also eine gute Mutter, auch wenn sie Fehler macht. Sie ist dadurch sogar eine umso bessere Mutter, denn Fehler gehören zum Leben. Alles Neue wird erlernt durch Versuch und Irrtum. Je größer die Fehler sind, umso stärker ist das Bewusstsein für das Richtige vorhanden. Zu Fehlern also sollte man stehen. Es geht lediglich darum, die Fehler wieder gutzumachen und dazu die Kraft in sich zu finden. Wenn man sich dabei helfen lässt, unter Umständen auch therapeutisch, macht es einen keinesfalls minderwertig. Denn nicht nur aus sich selbst, auch aus dem Miteinander wächst die Kraft.

An dieser Kraft können aber unnötige Schuldgefühle zerren. Deswegen ist es vor allem wichtig, sich von unnötigen Schuldgefühlen zu befreien. Sprechen Sie sich also von diesen Schuldgefühlen frei! Sie sind wirklich nicht schuld an der großen ideologischen Verwirrung, die in den letzten Jahrzehnten im Bereich der Kinderpflege und Kindererziehung ausbrach. Wenn Sie also ratlos sind, weil Sie unter die Räder der vielen sich widersprechenden Ratgeber kommen, dann ist das nicht Ihre Schuld, sondern die des kranken Zeitgeistes, der das Chaos in den Meinungen bewirkte. Doch auch dieses Chaos hat einen großen Vorteil. Es weckt nämlich die Kräfte, die nach dem Weg aus dem Chaos fragen. Und diese Kraft können Sie in Ihrer Seele finden. Die Liebe zu Ihrem Kind ist das beste Düngemittel für das Gedeihen dieser Kraft. Sie wird wachsen, wenn Sie es wollen.

Die Kraft alleine aber reicht nicht aus. Auch der elektrische Strom braucht eine Leitung (sogar eine gut isolierte), damit man sich seiner bedienen kann. Und die Kraft des Wasserstromes ist nicht gefährlich, wenn sie durch ein reguliertes Flussbett geleitet wird. Auch das eigene Gefühl kann also in die Irre führen, wenn es keine klare Orientierung hat. Bei klarer Orientierung dagegen kann Ihre Kraft in die gute Richtung gelenkt werden.

Verlassen Sie sich auf einen einzigen Ratgeber

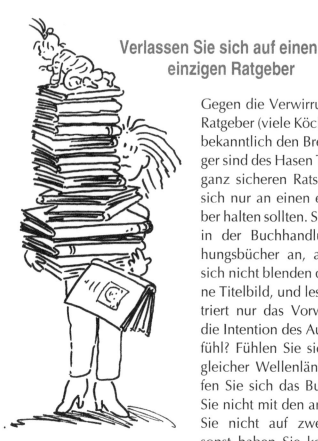

Gegen die Verwirrung durch viele Ratgeber (viele Köche verderben ja bekanntlich den Brei, und viele Jäger sind des Hasen Tod) gibt es den ganz sicheren Ratschlag, dass Sie sich nur an einen einzigen Ratgeber halten sollten. Schauen Sie sich in der Buchhandlung die Erziehungsbücher an, aber lassen Sie sich nicht blenden durch das schöne Titelbild, und lesen Sie konzentriert nur das Vorwort. Entspricht die Intention des Autors Ihrem Gefühl? Fühlen Sie sich mit ihm auf gleicher Wellenlänge? Dann kaufen Sie sich das Buch, und flirten Sie nicht mit den anderen. Tanzen Sie nicht auf zwei Hochzeiten, sonst haben Sie keine richtig genossen. Vertrauen Sie den Autoren auch mit dem Risiko, dass sich im Laufe der Zeit der eine oder andere Ratschlag nicht bewährt. Niemand ist unfehlbar. Das gleiche gilt auch für die Hebamme, die Sie sich für Ihre Begleitung in der Schwangerschaft und im ersten Jahr nach der Entbindung ausgewählt haben. Die Begleitung in der kritischsten Zeit durch einen erfahrenen, »elterlich« verständnisvollen Fachmann bzw. eine Fachfrau und die Teilnahme an Gesprächskreisen für Mütter und Väter sind segensreich.

Trauen Sie sich, Ihren Berater oder Therapeuten mit Ihrer Verunsicherung zu belasten. Er wartet geradezu darauf. Doch Ihr Kind sollten Sie mit Ihrer Verunsicherung möglichst verschonen. Nach meiner Erfahrung warten die jungen Eltern viel zu lange, bis sie zugeben können, dass sie am Ende sind. Diesen qualvollen Abstieg bis ans Ende hat auch das Kind mitmachen müssen. Es ist besser, vorzubeugen oder den Therapeuten rechtzeitig aufzusuchen, noch bevor sich die Störung festmachen konnte. Und denken Sie daran, dass an einer solchen Beratung – sofern möglich – beide Eltern teilnehmen sollten. Dem Kind kann es nämlich nur dann wohl ergehen, wenn es merkt, dass seine Eltern miteinander in Liebe und Achtung verbunden sind.

Wie konnte nun der Mutter aus dem »Drama im Schlafzimmer« geholfen werden?

Das Happyend vom »Drama im Schlafzimmer«

In der Beratung habe ich der Mutter die bereits genannten Zusammenhänge bewusst gemacht. Ihr Kopf hat es gut verstanden, aber ihr Herz konnte sich mit dem Freibrief für Fehler nicht abfinden. Aufgrund ihrer gestörten Beziehung zu ihrer eigenen Mutter war sie schon von ihrer Pubertät an darauf bedacht, besser als ihr von der Mutter bevorzugter Bruder und besser als ihre Mutter selbst zu sein. Damit sie sich die Erlaubnis geben konnte, Fehler zu machen bzw. die Art ihrer Mutter nachzuahmen, habe ich ihr zunächst geholfen, mit ihrer Mutter Frieden im Herzen zu schließen. Erst als sie ihre eigene Mutter trotz ihrer Fehler akzeptieren konnte, war sie frei dafür, selber Mutter zu sein und sich trotz ihrer Fehler anzunehmen. Ferner war es notwendig, noch bevor sie sich für eine bestimmte Schlafordnung entschied, sich ihrem Kind als sichere Mutter zu präsentieren und das Vertrauen und den Respekt des Kindes zu gewinnen.

Ich habe sie ermutigt, wenn das Kind – aus welchem Grund auch immer – schrie, es ganz natürlich in den Arm zu nehmen und wiegend zu trösten. Auf keinen Fall aber sollte die Mutter die Art der Umarmung verändern, und schon gar nicht sollte sie sie lösen, sich nicht von ihrem Sitz auf dem Sofa entfernen oder ihr Kind mit Spielzeug ablenken usw. Das Kind sollte unter diesem Festhalten (eher Festhaltetherapie, weil der Therapeut es anleitete) erkennen, wie gleich bleibend und zuverlässig seine Mutter ist und dass es sich auf sie verlassen, sich bei ihr beruhigen und wohl fühlen kann. Damit sie sich selbst als eine so starke Mutter wahrnimmt, habe ich sie dazu bewegt, das Kind anzuschauen, mit ihm Blickkontakt aufzunehmen und ihm zu sagen: »Ich bin deine Mami. Du bist mein kleines Kind. Eine andere Mami, die dich schützen und führen kann, solange du noch klein und unreif bist, hast du nicht. Ich bin die einzige Mami für dich und die Beste. Ich weiß besser als du, was für dich gut ist. Wir bleiben beide an dieser Stelle, und ich werde dich hier so lange in meinem Arme trösten, bis du begreifst, dass ich dein fester Punkt auf dieser Erde bin, der sich nicht verändert. Ich halte dich so lange fest, bis es dir ganz gut geht.«

Auch der Vater war bei dieser Beratung dabei. Bevor wir mit der Sitzung begonnen haben, wünschte sich die Mutter, sich auf den Schoß ihres Mannes zu setzen, um seine Rückendeckung zu spüren. (Sie hatte irgendwo ein solches Foto gesehen.) Diese Idee habe ich ihr ausgeredet. Sie muss nämlich die mütterliche Kraft in sich finden und nicht bei ihrem Mann Kraft schöpfen. Sie muss sich selber stellen. Sie kann jedoch ihren Mann von Angesicht zu Angesicht wahrnehmen, wie er ihr die Daumen drückt und mit welcher Liebe und Zuversicht er sie anschaut. Die Sitzung dauerte knapp eine Stunde. Je mehr Selbstsicherheit die Mutter ausstrahlte, umso zufriedener wurde das Kind. Ja, es schlief sogar ein. Und die Freude beider Eltern war groß.

Als dann der Vater seine Frau mit dem Kind an sein Herz drückte, war sein Glück so überwältigend, als wenn er die ganze Erdkugel samt Himmel und Engeln in den Armen halten würde. Ich habe dem Vater empfohlen, bei der nächsten Sitzung auf eine ähnliche Weise, wie er es bereits bei seiner Frau erlebte, sein Kind zu halten, damit die Bindung auch zu ihm zutraulicher und fester werde.

Dies war aber nicht das Ziel der Beratung. Das eigentliche Thema war das Schlafverhalten. Dass das Kind im Arm der Mutter einschläft und hier durchschläft, wollte keiner von den Eltern. Es ging also nun darum, den Schlafort so zu wählen, dass alle zufrieden sind. Die Eltern wollten nicht, dass das vier Monate alte Baby schon alleine im Kinderzimmer schläft. Damit war ich einverstanden. Zur Auswahl stand entweder das uns allen bekannte Bettchen (als Erinnerung an schlechte Erfahrungen) oder die Hängematte. Auf die Wiege als die mittlere Alternative haben wir in diesem Falle verzichtet; denn schon bald wird das Kind für die Wiege zu groß sein und könnte wegen seiner Fortbewegungsversuche leicht herausfallen.

Nicht nur wegen der Hoffnung, mit dem neuen Schlafort ein neues Kapitel aufzuschlagen, sondern hauptsächlich wegen meiner Annahme, dass das Kind eine intensivere Gleichgewichtsstimulation braucht (sonst würde es nicht so stark und beinahe dauernd nach rhythmischen Bewegungen verlangen), entschieden wir uns für die Hängematte. Noch am gleichen Tag wurde sie gekauft und neben dem Ehebett an Mamas Seite montiert. (Wie man es mit der Hängematte richtig macht, erfahren Sie auf Seite 120 in diesem Buch.) Bei der Mutter war es praktischer, weil sie noch ein- bis zweimal pro Nacht stillen wollte. Das Stillen erfolgte dann nicht liegend im Bett, bis das Kind einschlief (damit sich das Kind nicht an das Einschlafen im Bett der Mama gewöhnte), sondern im Sitzen auf der Bettkante. Und die gleiche Vorsicht vor dem Einschlafen an der Brust galt auch hier. Denn wenn das Kind aufwacht, würde es nach der gleichen Szenerie verlangen, unter der es eingeschlafen ist, und würde, ohne Durst zu haben, wieder die Brust wollen. Das aber wäre problematisch! Deshalb meine Empfehlung: Nach dem Stillvorgang noch etwas wach halten, Bäuerchen machen lassen und zurück in die Hängematte.

Gleich am ersten Abend fügte sich das Kind diesem Plan. Problemlos. Entscheidend dabei war die ganz sichere Mutter. Sie konnte in eindeutiger Haltung, ohne jegliches »Wischiwaschi«, in gelassener, gemütlicher Stimmung das Kind in die Hängematte legen und ganz ruhig daneben sitzend ein Buch lesen, das schon Monate auf dem Nachttisch auf sie wartete. Zur nächsten vereinbarten Therapiesitzung kam die Familie nicht mehr. Sie sagten rechtzeitig zugunsten einer bedürftigeren Familie ab. Bei ihnen zu Hause sei alles in bester Ordnung. Auch der Vater habe sich ohne Bedenken zugetraut, dem Kind den festen Halt so zu geben, wie er es bei seiner Frau miterleben durfte und tagtäglich noch sieht. Danach sei das Kind jedes Mal sehr ausgeglichen, wach zum Schmusen und Späßchenmachen. Die Nächte seien wunderbar. Sollten wir etwas brauchen, melden wir uns wieder. Herzlichen Dank und Gruß, Unterschrift. Happyend.

> Halten Sie das Kind nach dem Stillen noch etwas wach, lassen Sie es ein Bäuerchen machen und legen Sie es zurück in die Hängematte.

Vielleicht hätte es dieses junge Ehepaar auch ohne Therapie geschafft, und eine Beratung im Sinne der ersten Hilfe hätte genügt, um die Tatkraft der Eltern in die gute Richtung zu lenken.

Wenn die Beratung nicht reicht, ist eine Therapie fällig

Denken wir an den Vater, dessen Frau sich von ihm scheiden ließ und dem sich sein Sohn Jacob verweigerte. Wie hätte man ihm helfen können? Im Grunde müsste die Frage lauten: Wie wäre der ganzen jungen Familie zu helfen gewesen?

In diesem Fall wäre eine Therapie sicherlich notwendig gewesen.

Und sie hätte länger gedauert als in dem eben geschilderten Fall, wo die Einsicht und die erste Hilfe ausreichten. Man hätte mehrere schwer wiegende Fragen klären müssen. Warum verzichtete die junge Ehefrau zwei Jahre lang nach der Geburt ihres Sohnes auf Sex mit ihrem Mann? Und was ist diesbezüglich mit ihm los? Wie war es vorher? Welche Rolle spielt eigentlich der kleine Junge im Bett seiner Mutter? Woher kommt es, dass sie sich von diesem Jungen maßlos drangsalieren lässt und ihm Vorrang vor ihrem Mann gibt? Und wie kommt es, dass jeder von den Erwachsenen auf seine eigene Würde verzichtet? Die Antworten könnten von bestimmten therapeutischen Richtungen, die schnell in die Tiefe der familiären Verstrickungen und der Engpässe im Lebensskript eindringen – beispielsweise von der systemischen Familientherapie oder der Transaktionsanalyse – ermittelt werden, sodass die Störungen behandelt werden könnten.

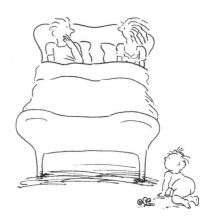

An diesem Beispiel wird deutlich, dass die Schlafstörungen eines Kindes nicht immer die Ursache für Spannungen in der Familie sind, sondern manchmal als Folge von Störungen zu betrachten sind, die sich durch die Lebensgeschichten der betroffenen Eltern, meist auch der Großeltern, schon über Jahre hinziehen. In einer kinderlosen Ehe wären diese Störungen vielleicht verborgen geblieben. Das Kind aber wirkt wie ein Katalysator, der die Schadstoffe aufschwemmt.

Auf die Darstellung dieser schweren Störungen und deren Therapie will ich in diesem Buch verzichten. Möge uns die Geschichte von Jacobs Eltern lediglich zum Hinweis auf eine eventuell notwendige Therapie dienen. Wenn Jacobs Eltern rechtzeitig eine solche Hilfe aufgesucht hätten, wäre jedem Einzelnen geholfen gewesen, seine tief liegende persönliche Störung aufzudecken und aufzuarbeiten, um zu seinem wahren Selbst zu kommen. In dem Falle hätte Jacobs Schlafstörung eigentlich einen großen, heilenden Sinn gehabt. Indem aber die Eltern voreinander geflüchtet sind, haben sie sich dieser Chance verschlossen. So schleppt jeder auf seinem Rücken den Rucksack mit seinen unverarbeiteten persönlichen Problemen, die ihn nicht erwachsen werden lassen. In der nächsten Ehe wird es wohl nicht besser sein. Und eines der nächsten Kinder wird es wieder mit Schlafstörungen, tyrannischem Verhalten und sonstigen Lastern bezahlen müssen.

Nun sind mir viele andere Eltern bekannt, die sich in Therapien begeben haben, nachdem sie durch den drohenden Zerfall der Liebesbeziehungen und der Familie wachgerüttelt worden sind. Möchten Sie wissen, wie ich in einem ähnlichen Fall wie in dem von Jacobs Familie vorgehen würde? Bei der Schilderung des therapeutischen Vorgehens will ich mich an dieser Stelle hauptsächlich mit der Behandlung der Schlafstörung befassen und die vorausgehenden Therapiesequenzen nur kurz erwähnen. Nachdem jeder Einzelne von den Eltern in seiner eigenen Lebensgeschichte die Ursache seiner mangelhaften Selbstsicherheit aufhellen und den Weg zur Besserung einschlagen konnte, haben sich beide – Mann und Frau – konfrontiert. Von Antlitz zu Antlitz und von Herz zu Herz sagten sich die beiden, was sie aneinander vermissen, was jedem Einzelnen fehlt, was er und sie brauchen und was sie sich geben wollen. Erst wenn Zorn und Verzweiflung ausgedrückt werden, fließt in den Tränen auch die Sehnsucht nach erneuerter Liebe ein. Und erst wenn die beiden wieder ein Ehepaar und Eltern sind, wenn also keine Lücke mehr in dieser Ehebeziehung besteht, die das Kind bis dahin mit seinem tyrannischen Aufdrängen laut ausfüllen musste, werden die Eltern aufgemuntert, sich dem Kind als Eltern zu stellen und dem Kind seine Kindesstelle zu geben. Diese Aufgabe ist mit der Festhaltetherapie am natürlichsten zu lösen. (Diese Erkenntnis hat übrigens der Nobelpreisträger Niko Tinbergen ausgesprochen. Er hat sie begründet als die instinktivste Art der Therapie für gestörte Bindungen.) Die schöpfungsbedingten Größenordnungen werden unter dem Schutz des Nestes ausgehandelt. Es ist ein ganz natürliches Vorgehen, wie es die noch ursprünglich lebenden Völker kannten, die dem Kind in den ersten zwei bis drei Jahren während des Tragens Haut an Haut Grenzen setzten und seine Frustationen abfingen. Wie habe ich nun der Mutter zum Abstillen des zweijährigen Jacobs verholfen?

Der Tipp zum Abstillen

Wenn Jacob in der Nacht mit Nachdruck nach der Brust verlangt, teilt ihm seine Mutter mit, dass sie ihm ab jetzt keine Brust mehr gibt. Das Stillen ist vorbei. Den mächtigen Zornesausbruch des Kindes fängt sie in ihren Armen auf. Sie gestattet dem Kind keine handgreifliche Aggressivität, sie selber allerdings schlägt auch nicht zu. Sie hält das Kind in einer so engen, festen und dennoch weichen Umarmung, dass es sie weder mit Händen noch mit Füßen verletzen kann. Sie gestattet ihm aber, die Wut durch den Mund auszudrücken. »Schrei, schrei die ganze Wut aus. Sauer bist du. Ich verstehe dich. Schrei, wie du willst, die Brust bekommst du nicht mehr.« Falls es dem Kind gelingt, die Mutter zu beißen, soll sie nicht zurückbeißen, sondern eindeutig ihren Schmerz und ihre Wut resolut von Angesicht zu Angesicht ausdrücken: »Das tut weh! Du beißt mich nicht!« Sie hält das Kind so lange, bis es begreift, dass es zwar immer Platz am Herzen der Mutter hat, zwischen ihm und ihrer Brust aber eine unüberwindbare Grenze ist. Erst wenn das Kind dies begreift, wieder Glanz in seinen Augen hat und die Liebe zwischen ihm und seiner Mutter wieder fließt, wenn die beiden zärtlich miteinander schmusen können, kann das Kind losgelassen werden. Falls aber das Kind – wie in Jacobs Falle – bis dahin immer an der Brust eingeschlafen ist, soll es im Anschluss an das Festhalten den Vorgang des Einschlafens neu lernen. Solange es noch infolge der Festhalte-Erfahrung den eindeutigen Halt der Mutter spürt, hat diese jetzt die große Chance, das Kind in sein Bettchen zu legen und es hier einschlafen zu lassen. Davor hat es allerdings eine Flasche verdient.

Ein Tipp zur Loslösung von der Mutter

Ganz ähnlich ist der Vater zum Halten seines Kindes anzuleiten, wenn das Kind ihn ablehnt und nur an seiner Mama klebt. Die sensibelste Phase für dieses Vorgehen ist etwa ab dem achten Monat. Wir sprechen vom Fremdeln, von der so genannten Achtmonatsangst. Das Kind unterscheidet nun zwischen den Vertrauten und den Fremden, es nimmt die

Bindung mit den Vertrauten bewusst wahr und kann sie auch schmerzhaft vermissen. Das ist gut so. Der Vater dürfte aber normalerweise zu keinem Fremden werden. Zu ihm müsste das Kind eine ähnlich tiefe, vertrauensvolle Beziehung entwickeln wie zu seiner Mutter. Diese kann aber nicht zustande kommen, wenn die Mutter, aus welchem Grund auch immer, das Kind an sich klammert und vor dem Vater schützt. Sehr oft ist die Ursache in mütterlicher Eitelkeit zu suchen, die mit einer Prise Egoismus gewürzt ist. »Ich kann es mit dir besser als dein Papa. Komm lieber zu mir! Bei mir wirst du schneller ruhig als beim Papa.« Wenn dies der Vater zulässt, wenn er sich der Konkurrenz nicht stellt, ja noch schlimmer, wenn er nicht in der Lage ist, seine Frau über das Ungute dieser Konkurrenz aufzuklären, wird eine Störung in der Beziehung Vater-Kind geschürt. Dadurch ist der Königsweg für ein Muttersöhnchen bereitet.

<small>Die so genannte Achtmonatsangst ist eine höchst sensible Phase.</small>

Richtig handelt die Mutter, wenn sie von der Überzeugung ausgeht, dass die Eltern nicht gegeneinander, sondern füreinander und miteinander auf ihr Kind einwirken sollen. »Liebes Kind, das ist dein Papa. Dein einziger Papa. Einen besseren kannst du nicht haben. Bei ihm geht es dir gut. Ich liebe ihn sehr und wünsche dir, dass du ihn auch liebst. Ich werde alles dafür tun. Deswegen will ich auch, dass du jetzt bei ihm bleibst.« Diese Liebesbotschaft der Mutter muss das Kind auch direkt vom Papa hören. Und wenn es dagegen protestiert und dem Papa gegenüber ähnlich aggressiv ist, wie es Jacob gegen seinen Vater war, hat dieser das volle Recht, ja sogar die Pflicht, sich mit ihm wahrhaftig zu konfrontieren. Am wirksamsten geschieht dies wiederum mit dem Festhalten. Dadurch können die beiden ihre Frustrationen und ihre Widerstände ausdrücken, haben aber auch die Chance, die verbindende Nähe und die Liebe zu spüren und sich ineinander einzufühlen. Nicht zuletzt kommt der Junge zu der Erkenntnis, dass er seinem Vater sehr wichtig ist und dass er im Arme seines starken Papas zu ihm aufschauen kann, um ihn sich als Vorbild zu nehmen.

Fassen wir die wichtigsten Informationen dieses Kapitels zusammen:

- Die Selbstsicherheit von Mutter und Vater ist das Fundament, auf dem das Kind in sich ruhen kann.
- Verlassen Sie sich auf sich selbst, und genießen Sie, wenn Sie sich auch noch auf den anderen verlassen können.
- Halten Sie an einer Sache fest, und variieren Sie nicht zu viel!
- Sprechen Sie sich frei von unnötigen Schuldgefühlen!
- Nehmen Sie sich auch mit Ihren Fehlern an, und haben Sie den Mut, sie wieder gutzumachen.
- Entscheiden Sie sich für einen Ratgeber, und halten Sie an ihm fest!
- Wenn Sie merken, Sie können Ihr Problem weder mit eigener Kraft noch aus der Kraft Ihrer Familie lösen, suchen Sie einen guten Therapeuten auf!
- Geben Sie sich Ihrem kleinen Kind in aller Eindeutigkeit als die große Mutter und der große Vater zu erkennen. Nehmen Sie sich nicht nur das Recht, über die Art der Betreuung Ihres Kindes zu bestimmen, nehmen Sie es vielmehr als Ihre Pflicht wahr, weil das Kind wegen seiner Unreife noch nicht entscheiden kann, was richtig ist.
- Lassen Sie durchaus zu, dass Ihr Kind enttäuscht und

wütend ist, wenn Sie sich nicht nach seinen Wünschen richten. Lassen Sie es am besten unter dichter Umarmung (Festhalten) einfühlsam wissen, dass Sie seine Wut verstehen, dass es aber dennoch bei Ihrer Entscheidung bleibt. Trauen Sie sich auch, dem schon größeren Kind Ihren Ärger zu äußern, wenn es Sie drangsaliert. Nur so bekommt es die Chance, von Ihren Gefühlen zu wissen und Rücksicht zu üben. Sorgen Sie immer dafür, dass die Konfrontation ausgesöhnt wird und dass die Liebe wieder fließt.

Wie Sie für die Hülle und für den sicheren Ort sorgen können

Wenn Sie bis hierher aufmerksam gelesen haben, sind die Empfehlungen nicht schwer abzuleiten. Es geht darum,

- die Bewegungsunruhe des Kindes wohltuend zu hemmen,
- dem Kind zu garantieren, dass es unter den gleichen Umständen aufwachen kann, unter denen es eingeschlafen ist (Sicherheit des Nestes) und
- das Kind vor Weckreizen zu schützen.

Die Hülle

So fest, so häufig und so lange, wie die Indianer das Baby wickeln, brauchen Sie es nicht zu machen. Die Begründungen: Sie sind es nicht gewöhnt, diese uralten Kulturen sind Ihnen fremd und dem europäischen Kind ist auch mehr Freiheit zu gönnen, damit es mehr Individualität als unsere Urahnen entfalten kann. Machen Sie es also lockerer! Aber gehen Sie nicht in das andere Extrem! Mit zu viel Freiheit sind viele Kleinkinder überfordert und werden unruhig. Denken Sie daran, dass das Neugeborene noch die Hülle gewohnt ist, die es bis zur Geburt im Bauch seiner Mutter hatte. Setzen Sie also diese Hülle fort. Das häufige Tragen im Tragetuch erfüllt diesen Sinn. Aber Vorsicht, nicht jedes Tragen ist gut. Wichtig ist, dass das Baby in gebeugter Körperlage (wie ein Embryo) liegt, sein Gesicht dem Träger zugewandt. Dabei ist es im Grunde gleichgültig, ob das Baby am Rücken, an der Hüfte oder am Bauch angebunden ist. Auch seine Füße müssen die Wände des Nestes spüren, zumindest sollte es also in Strickschuhen eingehüllt sein. Immer wieder sieht man jedoch, dass gegen diese Art des Tragens verstoßen wird. Zum Beispiel wird das Kind im Kängurusack auf dem Bauch des Trägers, aber mit dem Rücken zu ihm transportiert, sodass seine Arme und Füße im Leeren flattern und die Augen nicht den vertrauten Körper anschauen können, sondern der Reizüberflutung der Umwelt ausgeliefert sind. Auch andere Sinne werden überfordert: Das Baby kann nicht an seiner vertrauten Mutter oder seinem Vater riechen, sondern wird mit Autoabgasen bombardiert. In seine Ohren dringt der Straßenlärm, sodass unter dieser Betäubung der Herzschlag der Mutter und ihre Stimme in den Hintergrund geraten. Ein falsch verstandenes Tragen! Anstatt das Kind vor den vielen fremden Reizen zu schützen, wird es einer Menge noch nicht fassbarer Reize ausgeliefert.

Sorgen Sie in den ersten ein bis zwei Monaten nach der Geburt durch gutes Wickeln für eine gute Hülle, auch dann, wenn Sie Ihr Kind nicht tragen. Je größer das Kind ist und je zielgerichteter es sich schon bewegen kann, umso mehr Freiheit sollten Sie ihm gestatten. Wenn das Kind jedoch zur Ruhe kommen soll und besonders, wenn es einschlafen möchte, tut ihm ein Versteck im Schlafsack oder zumindest ein gutes Zudecken wieder gut. Dieses Bedürfnis zieht sich noch über viele Jahre hin, bei den meisten Menschen bis in das Erwachsenenalter hinein.

> Das Neugeborene ist die Hülle noch gewohnt, die es bis zur Geburt im Bauch seiner Mutter hatte. Setzen Sie also diese Hülle fort.

Zur beschützenden Hülle möchte ich auch sämtliche andere Abschirmungsmaßnahmen gegen Belästigung zählen. Zum Beispiel schützt ein über das Bettchen gelegter Schleier gegen Insekten. Im vergangenen Sommer habe ich in mehreren Familien gesehen, dass das Baby zum Tagesschlaf in sein Zimmer gelegt wurde, die Fenster fest verschlossen, damit keine Mücken und Wespen hineinkommen. Und wegen der Fliegen, die sich nicht aus dem Zimmer entfernen ließen, hat die Mutter in die Steckdose ein »Elektro-Fliegenfrei« gesteckt. Die gleichen Mütter achten jedoch darauf, dass sie nur ungespritztes Obst kaufen und nur mit Vollkornmehl backen. Welch eine Absurdität!

Sorgen Sie in den ersten ein bis zwei Monaten nach der Geburt durch gutes Wickeln für eine gute Hülle.

Wenn es möglich ist, sollte man das Kind auch vor unnötigem Lärm abschirmen. Es bewährt sich aber nicht, das Einschlafen an eine ganz stille Umgebung zu koppeln. Die Erklärung dafür liegt auf der Hand: Wenn sich das Kind an vollkommene Stille gewöhnt, wird es durch ungewohnte Geräusche leicht aus dem Schlaf gerissen.

Zur Hülle, die das Kind vor Unannehmlichkeiten schützt, gehört auch ein gelüfteter Raum mit genügend Luftfeuchtigkeit. Bei zu trockener Luft, die in zentralgeheizten Wohnungen oft vorkommt, wacht das Kind häufig auf, um nach einem Getränk zu verlangen.

Sorgen Sie auch für eine emotional entspannte Atmosphäre! Durch affektive Explosionen und durch »dicke Luft« wird das Kind viel mehr aufgewirbelt als durch eine Schar von Wespen. Dabei spielt es keine Rolle, ob das Kind die Worte oder die Streitursachen versteht. Es verfügt noch über die Begabung des siebten Sinnes, die ihm bei Wahrnehmung von zerstörerischen Gefühlslagen allerdings zum Verhängnis werden kann. In der emotional aufgeladenen

Schirmen Sie das Kind vor unnötigem Lärm ab.

Atmosphäre fühlt es sich bedroht und kann nicht so leicht in die Welt seiner Träume versinken. Nehmen Sie Rücksicht auf das Kind, und beenden Sie den Streit mit Ihrem Ehepartner, noch bevor das Kind ins Bett kommt. Und wenn es Ihnen nicht gelingt, dann hilft dem Kind auch keine vorgetäuschte Ruhe. Mit seinem feinen Gefühl spürt es sowieso den bebenden Vulkan. Bevor es einschlafen soll, sagen Sie ihm lieber in aller Offenheit etwa Folgendes: »Ich und der Papi haben einen Streit. Dich geht es aber nichts an. Das ist unsere Sache. Wir sorgen selber dafür, dass es wieder in Ordnung kommt. Du kannst dich darauf verlassen und ruhig einschlafen.« Meinen Sie ja nicht, dass das Kleinkind Ihre Mitteilung nicht versteht. Es versteht zwar nicht die vielen Worte, aber dafür kann es bestens Ihre eindeutige Aussöhnungsbereitschaft und Ihre innere Sicherheit wahrnehmen, die ihm Halt und Zuversicht vermitteln.

Sorgen Sie für eine emotional entspannte Atmosphäre!

Der sichere Ort

Gehen Sie davon aus, dass alle jungen Wesen, auch kleine Tiere und Vöglein, jeweils nur einen einzigen Bau oder nur ein einziges Nest haben. So ist es in der Natur geregelt, um dem hilflosen, schutzbedürftigen Wesen zu ermöglichen, in aller Geborgenheit dieses Nestes oder Baues seine Sinne, Bewegungen und Beziehungen zu anderen allmählich zu üben. Hier schläft es ein, und hier wacht es auf.

Machen Sie keine Ausnahme für Ihr Kind! Es braucht die gleiche Unveränderlichkeit seiner Umgebung. Sorgen Sie dafür, dass Ihr Kind die gleiche Szenerie nach dem Aufwachen vorfindet, unter der es eingeschlafen ist. Das Tragetuch erfüllt diese Bedingung. Ob das Aufwachen in der Küche, auf der Straße oder im Lebensmittelladen stattfindet, ist unwesentlich. Wichtig für das Kind ist vor allem der Verbleib bei der Mama, die es vertrauterweise jeweils gleich spüren, riechen, hören und sehen kann. Dennoch kann trotz dieser Unveränderlichkeit ein Engpass entstehen: Schläft beispielsweise das Kind kontinuierlich mit der Brustwarze im Mund ein, verlangt es beim Aufwachen automatisch wieder nach der Brustwarze. Wenn es an der Schulter des Vaters um das Wohnzimmer herumtanzend einschlief, gibt es nach dem Aufwachen nicht eher Ruhe, bis es wieder an der Schulter des tanzenden Vaters landet. Tatsächlich wirkt hier ein Automatismus. Im Laufe der wiederholten Erfahrungen verkabeln sich die zuständigen Hirnzellen zu Verbindungen, die eine Tendenz zur Verselbstständigung besitzen. Ganz schlicht handelt es sich um eine Gewöhnung. Es leuchtet ein: Wenn die Mutter mit der Brustwarze und der Vater mit seiner Schulter dem Kind immer entgegenkommen, verstärkt sich der Automatismus.

> Sorgen Sie dafür, dass Ihr Kind nach dem Aufwachen die gleiche Szenerie vorfindet, unter der es eingeschlafen ist.

Die Empfehlung heißt also, *nichts zu verstärken, was Umstände machen würde, damit das Kind nochmals einschläft.*

Während des Schlafes treten mehrmals Phasen auf, in denen der Schlaf leichter wird. Die halb wachen Sinne möchten sich darauf verlassen können, dass die Wände des Nestes immer noch stimmig sind. Sorgen Sie also dafür, dass Ihr Kind diese Bestätigung auf dem am wenigsten anstrengenden Wege bekommt. Es genügt ihm das bekannte Kissen in seinem Bettchen, das Schmusetuch, das immer gleiche Muster der Gardine, das Mobile über dem Bettchen, eventuell der Schnuller. Die Wahrnehmung von Menschen ist hierbei nicht so wichtig. Sie sind manchmal sogar eher von Nachteil; denn sie sind niemals so gleich bleibend, so ver-

lässlich, so sicher wie leblose Dinge. Und diese Sicherheit ist dem Kind für den ruhigen Schlaf wichtiger als die Geborgenheit bei Menschen, die mal so und mal anders sind. Was nützt dem Kind die ganze Liebe der Eltern, wenn es wegen der vielfältigen aufopfernden Beruhigungsversuche nicht zur Ruhe kommt und es sich einfach auf nichts verlassen kann?

So stellt sich jetzt häufig die Frage, ob man das Kind ins Bett nehmen soll und darf oder nicht. Gegen das Ins-Bett-Holen ist absolut nichts einzuwenden. Sie können sogar alle Kinder im großen Familienbett schlafen lassen. Es hat den Menschen nie geschadet, unter einer Decke zu schlafen, falls sich alle anpassen und Rücksicht aufeinander nehmen. Die Redewendung »unter einer Decke stecken« ist ja sogar zum wichtigen, weltweit bekannten Begriff für einen sozialen Zusammenhalt geworden. Ich kann mich auf viele mir berichteten, auch selbst erlebten Erfahrungen mit dem Familienbett berufen und Ihnen mit bestem Gewissen sagen: Gestatten Sie Ihrem Kind, im Ehebett zu schlafen,

- sofern Sie beide nicht dagegen sind,
- vorausgesetzt, Sie lassen es nicht zu, dass sich das Kind auf Ihre Kosten im Ehebett ausbreitet (ein typischer Fall von heute: Dem Kind wurde zwar gestattet, sich ins Gräbchen zu legen, da es aber in der zentral geheizten Wohnung nicht eingehüllt sein muss, legt es alsbald seine nackten Beine dem Papa auf den Bauch und nimmt für sich immer mehr Platz in Anspruch, bis der Papa zum Schlafen lieber ins Kinderzimmer geht),
- sofern Sie nicht auf die häufigen Wünsche des Kindes bezüglich Stillen, Flasche, Wanderungen durch die Wohnung usw. eingehen, sondern darauf bestehen, dass es sich der allgemeinen Ruhe anpasst.

Weil aber das gemeinsame Schlafen oftmals auch zum Tanz auf dem dünnen Eis wird, empfehle ich lieber, das Kind rechtzeitig an sein eigenes Bett zu gewöhnen. Wegen der rhythmischen Stimulation rate ich jedoch eher zur Wiege oder zur Hängematte, die neben dem Bett der Mutter bzw. des Vaters aufgestellt ist.

Die Hängematte hat gegenüber der Wiege einige Vorteile:

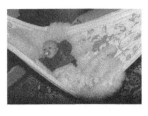

- Sie dient länger als die Wiege,
- sie ist technisch zuverlässiger, weil das Kind eher aus der Wiege als aus der Hängematte herausfallen kann (die Hängematte lässt sich oben verschließen),
- sie bietet eine stärkere Umhüllung, als es die Wiege kann,
- sie bewegt sich bei der kleinsten Bewegung des Kindes von selbst, sodass sich Wiegebewegungen seitens der Mutter meist erübrigen,
- wenn ein Kind intensiveres Wiegen braucht, genügt ein kleiner Stoß von der Mutter, und die Hängematte pendelt wieder.

Allerdings ist es empfehlenswert, die Hängematte mit einer Matratze oder mit einer Tragetasche auszustatten, damit das Kind gut gelagert werden kann.

Die Sicherheit des Ortes ist schwer vom Rhythmus zu trennen, weil diese beiden wichtigen Bedingungen für das innere Gleichgewicht im optimalen Falle zusammen wirken. Daher bietet sich nun ein nahtloser Übergang zum nächsten Kapitel über den Rhythmus an.

Dennoch möchte ich zuvor noch meine Einstellung zu den Lichtverhältnissen während des Schlafens wiedergeben. Im Unterschied zu früheren Zeiten, wo es keine Frage war, ob man in Dunkelheit schläft, weil Kerzen und elektrischer Strom zu kostbar waren, höre ich heute oft ein helles Entsetzen über die Möglichkeit, ohne eingeschaltetes Licht zu schlafen. Ist die helle Lampe eine Ersatzbefriedigung von der eigenen Kindheit her? Wird das Schauen in unserer Gesellschaft immer wichtiger (Fernsehen, Computer usw.), wichtiger als zu fühlen? Eigenartiger- aber verständlicherweise ereignen sich die meisten Schlafstörungen in Familien, die in der Nacht das Licht brennen lassen. Das Kind bekommt dadurch viele Anregungen, die es wachmachen, und es kann die Folgen seiner Handlungen übersehen. Jedoch nicht nur wegen der kindlichen Schlafstörungen, sondern grundsätzlich meine ich, dass es besser ist, ohne künstliches Licht zu schlafen. Der Mond und die Sterne könnten uns genügen. Auch dem Kind, welches in seinem Bettchen die Sicherheit bei vertrauten Sachen sucht, dürfte dazu optisch das natürliche nächtliche Zwielicht – höchstens um ein ganz schwaches Nachtlämpchen verstärkt – genügen. Denn das Kissen wie auch das Schmusetuch oder der Schnuller und hauptsächlich das Spüren der Nähe seiner Eltern und das Lauschen ihres regelmäßigen Atmens sind mit anderen Sinnen als mit den Augen wahrnehmbar.

> Es ist besser, ohne künstliches Licht zu schlafen.

Nützen Sie den Rhythmus, um die Lebenskräfte zu ordnen

Sie haben sicherlich bereits bemerkt, dass die eigenwilligen Bestimmungen des Kindes, in welchem Rhythmus gestillt werden soll, wie schnell das Tempo der mit ihm hin und her laufenden Mutter sein sollte und wie heftig oder sanft die Gartenschaukel schwingen sollte, auf der sein Vater es zu beruhigen hat, immer dann eintreten, wenn das Kind für die verunsicherten Eltern aufkommen muss. Das Kind muss dann selber für den Rhythmus sorgen, weil es nicht mit dem für ihn wichtigen Rhythmus versorgt wird.

Drehen Sie den Spieß also ganz einfach um, und bestimmen Sie den Rhythmus für das Kind! Geben Sie ihm lieber mehr, als nur das, wonach es verlangt. Wenn die Bedürfnisse unter dem Pegel bleiben, entsteht ein Mangel, den das Kind selber auszugleichen versucht. Dagegen erzeugt die Übersättigung das Gefühl der Fülle.

Die Bereiche, in denen der Rhythmus eine entscheidende Bedeutung hat, sind mannigfaltig. Sie reichen vom Wiegen des Kindes unter dem Herzschlag der Mutter, vom gleichmäßigen Atmen und dem Blutkreislauf über die Verteilung der Nacht- und Tageszeit, über die Abstände zwischen den Mahlzeiten und die Verdauungsprozesse bis hin zu den Ritualen der Tagesordnung und des Liebkosens, des Krabbelns und des Gehens, des Singens und des Sprechens.

Im Rhythmus sind eigentlich die gesamten Lebenskräfte eingebunden, so wie sich auch Sonne, Erde und Mond nach bestimmten Rhythmen bewegen und in bestimmte Rhythmen der Galaxien eingebettet sind. Der ganze Kosmos und der Mensch in ihm stellen ein stetes Pulsieren dar. Ich kann die große Bedeutung des Rhythmus nicht besser ausdrücken, als ich es mit meiner Freundin, der Kinderärztin Dr. Christel Schweizer, in unseren gemeinsamen Büchern über die unruhigen Kinder und beunruhigten Eltern geschrieben habe. »Wenn sein eigener Biorhythmus im Einklang mit den äußeren Rhythmen ist, fühlt sich der Mensch wohl und frei, er ist im Gleichgewicht, er kann in sich ruhen, er spürt seine Mitte ... Rhythmus verbindet das leibliche mit dem seelischen Befinden ... Die Gestaltung dieser vielfältigen Rhythmen kann das Kind aus sich nicht entwickeln. Um zu seinem eigenen Biorhythmus finden zu können, muss es in seiner Umwelt einen Rhythmus antreffen. Vermitteln kann ihm dies nur die Mutter (die Eltern).«

Schauen wir uns nun die einzelnen Gebiete des rhythmischen Wirkens genauer an.

Wiegen, Schaukeln, Streicheln, Massieren, Singen ...

Diese Rhythmen sind am leichtesten nachvollziehbar und auch durchführbar. Aber nicht jedes Kind hat das gleiche Bedürfnis nach einer starken Stimulation. Manche Kinder verlangen mit Schreien nach einem so heftigen Wiegen, dass es schon eher einem Schütteln ähnelt. Andere Kinder wieder scheinen auf das Schaukeln mit Unwohlsein zu reagieren. Mit Ihrer feinfühligen Beobachtung werden Sie das richtige Maß für Ihr Kind sicher finden. Jedenfalls ist es vorteilhaft, die Gewöhnung an das gemeinsame rhythmische Mitschwingen, das schon vorgeburtlich begann, gleich nach der Geburt fortzusetzen, auszuweiten und immer gleich einzuhalten.

Zu einer solchen Ausweitung gehören bereits das Tragen am Körper des Vaters und das Tragen in der Tragetasche sowie das immer gleiche rhythmische Einreden auf das Kind (»Ei, ei, da bist du wieder ...« u. Ä.), das Massieren nach alten Vorbildern (zum Beispiel die indische Massage, wie sie im Buch *Sanfte Hände* von Frédérick Leboyer beschrieben ist), das Einhalten der Reihenfolge beim Baden und Abtrocknen, das Singen der schon bekannten Lieder und und und ... Wir könnten das noch lange fortsetzen. Unsere Aufgabe ist es hier jedoch nicht, wie man mit dem Kind den wachen Dialog pflegt, sondern wie man es zum Einschlafen bringt.

Einschlafen

Es ist ganz wichtig, zwischen den anregenden und den entspannenden Tätigkeiten, die man dem Kind anbietet, zu unterscheiden. Die ersten werden auf den Tag verlegt, die anderen auf die Nacht. So wird es dem Kind leichter gemacht, schon in den ersten Monaten die Unterschiede zwischen Tag und Nacht allmählich zu erkennen und sich danach zu orientieren. Auch nach der Art des Schlafens soll das Kind den Unterschied zwischen dem Schlaf tagsüber und dem nächtlichen Schlaf merken. Beachten wir dabei den Schlafbedarf, der sich auch über den Tag hinzieht. Es sei hier Ähnliches wie beim Bedürfnis nach Rhythmus gesagt, nämlich dass nicht alle Kinder die gleiche Schlafzeit benötigen. Manche brauchen mehr, manche weniger, und dieses individuelle Bedürfnis sollten Eltern berücksichtigen. Im Schnitt betragen die Schlafzeiten bis zum dritten Monat etwa 15 bis 16 Stunden, vom vierten bis sechsten Lebensmonat etwa 14 bis 15 Stunden und von da an bis zum Beginn des Schulalters etwa 12 bis 13 Stunden. Im Laufe der ersten Jahre verlagert sich der Schlaf am Tag immer mehr auf die Nacht, wobei das Mittagsschläfchen

> Das Einschlafen in der Nacht muss immer unter gleichen, streng unveränderbaren Umständen geschehen.

eine Überbrückung bedeutet, bis diese im Laufe des Kindergartenalters hinfällig wird.

Die vielen Stunden des Tagesschlafes soll das Baby unter verschiedenen Bedingungen verbringen: in der Wiege, im Tragetuch, während die Mama einkauft, auf dem Schoß, im Körbchen, bei Licht, während sich Menschen in seiner nächsten Umgebung unterhalten, zugedeckt und auch nicht zugedeckt. Dagegen muss das Einschlafen in der Nacht immer unter gleichen, streng unveränderbaren Umständen geschehen.

- Treffen Sie mit Ihrem Ehepartner eine Vereinbarung über die Regeln des Einschlafens und des Durchschlafens!
- Entscheiden Sie sich eindeutig für einen bestimmten Ort, und halten Sie daran fest. Wenn Sie sich für das Bettchen entschieden haben, bleibt es beim Bettchen. Und haben Sie die Hängematte gewählt, dann bleibt es bei der Hängematte. Vermeiden Sie jede Unentschiedenheit, unter der das Kind Ihre Labilität bemerkt.
- Verabreden Sie auch die Art des Einschlafens, damit diese Aufgabe beide Eltern, nicht nur die Mutter, übernehmen können und das Kind lernt, sich auf diese »höheren Ordnungen« zu verlassen. Mein Vorschlag dazu ist für alle Altersstufen gleich: Vor dem Ins-Bett-Gehen erfolgt noch ein spezielles Ritual, das ganz sicher zur Entspannung und zum Erwarten des Schlafes führt.

Folgende Rituale eignen sich für das Baby: baden, Massage, wickeln, stillen (die Mutter sitzt!), schmusen, Bäuerchen machen lassen, das Zimmer abdunkeln, das Baby einbetten (einhüllen!), nochmals eine vertraute Streicheleinheit zum Gute-Nacht-Sagen, Kreuzchen auf die Stirn und immer das gleiche gesprochene bzw. gesungene Wiegenlied oder ein Gebet. Sie leiten das Baby unter der monotonen rhythmischen Anregung in die Welt seiner Träume.

Je nachdem, für welchen Schlafort Sie sich entschieden haben, wird das rhythmische Angebot anders sein müssen. Der große Vorteil der Hängematte besteht darin, dass sie sich selber oder nur mithilfe eines geringen Anstoßes in Bewegung setzt. Eine Wiege müssen Sie dagegen persönlich bewegen. Und wenn das Baby im statischen Bettchen liegt, könnte ihm der Schnuller zum Rhythmus verhelfen, oder Sie müssen das Baby mit Ihrer sanften Hand streicheln, eventuell immer wieder eine Spieluhr aufziehen, die beiliegende CD spielen oder ein Metronom ticken lassen. Jedenfalls ist es für das geborgene Einschlafen gut, wenn Sie so lange neben dem Kind bleiben, bis es eingeschlafen ist. Zur Erinnerung an Sie können Sie im Bettchen ein Kleidungsstück hinterlassen. Ein Halstuch mit dem Geruch der Mama tut dem Baby gut.

Für das größere Kind ergeben sich nur einige wenige Abweichungen von dieser Empfehlung: baden, Zähne putzen. Mit Mutter oder Vater über das Schlechte und Gute an dem Tag sprechen, auch eine Geschichte eignet sich. Aber keine spannende Geschichte kurz vor dem Einschlafen, Fernsehen schon gar nicht. Das Spannende hätte früher am Tag erfolgen sollen. (Wenn Sie einen Krimi im Bett lesen, schlafen Sie auch nicht ein.) Noch das letzte Getränk und noch ein letztes Mal auf die Toilette und dann ins Bett. Und hier bekommt das Kind wieder das geschenkt, was ihm seit dem Babyalter vertraut ist: Mama oder Papa sitzen daneben, nach einem schönen Ritual wird das Kind liebkost, zugedeckt; es wird mit ihm gebetet oder eine »Nicht-aufhören-wollende-Geschichte« erzählt, wie die von den Schäfchen, die ihrem Hirten folgend abends über eine lange, lange Brücke gingen, das erste Schäfchen ging, das zweite Schäfchen, das dritte ... das vierte ... Erst wenn das Kind eingeschlafen ist, geht die Mama weg.

Durchschlafen

Der wichtigste Grundsatz heißt: Auf keine Veränderung eingehen! Für das ältere Kind bedeutet das, sobald es im Bett landete und zugedeckt wurde, darf es sich nicht mehr hinsetzen, geschweige denn aufstehen, auch keine Fragen mehr stellen und kein Getränk mehr verlangen. Eindeutig, allerdings in Liebe (die beiden Einstellungen schließen sich keinesfalls aus, eher im Gegenteil, sie fließen ineinander, denn Liebe setzt Grenzen!) verhindert die Mutter die Ablenkungen vom Schlaf und sorgt konsequent dafür, dass das Kind einschläft, die ganze Nacht durchschläft und sich mit Sicherheit darauf einstellen kann, dass morgens seine Mama wieder am Bettrand steht und sich freut, wie gut es ausgeschlafen ist.

> Geborgenheit entsteht durch die zuverlässige Orientierung an eindeutigen Grenzen.

Mit ihrer Fürsorge vermeiden die Eltern, dass sich das Gehirn die häufigen Wachphasen einprägt. Sonst wird es dem Kind wie den Nachtwächtern ergehen, von denen die meisten das ganze Leben lang Durchschlafprobleme haben. Durch die Fürsorge der Eltern wird es dem Gehirn möglich, eine Gewöhnung an einen ausgiebig langen und tiefen Schlaf auszubilden. Gleichzeitig wird auch für eine gute Entwicklung der Wachheit am Tag gesorgt.

Beim Kleinkind, das vom Bettchen selber noch nicht weglaufen kann, gelingt es natürlich noch viel leichter, nicht auf seine Wünsche außerhalb des Schlafes einzugehen. Von der Verpflichtung, konsequent auf Liegenbleiben und Schlafen zu beharren, müssen Sie aber fest überzeugt sein.

Viele junge Eltern neigen jedoch dazu, weich, ja »schwammig« zu werden, sobald das Kind nach einem Getränk verlangt. »Was bin ich für eine Mutter, die ihrem Kind die Brust verweigern möchte?« »Ich lasse doch als Vater nicht zu, dass sich mein Kind die ganze Nacht mit dem Durstgefühl plagt.« Und eine junge Mutter, die ihre kleine Tochter bis zum vierten Lebensjahr immer auch in der Nacht stillte, fragte mich: »Braucht das Kind zu seiner Geborgenheit nicht die orale Befriedigung?« Der Anlass der Beratung war für sie allerdings nicht das Stillen, sondern die Loslösungsproblematik. Das Mädchen hielt sich stets an ihrem Rockzipfel fest und verweigerte Kontakte zu anderen Kindern, besonders im Kindergarten. Ich musste sie mühsam darüber aufklären, in welchem Zusammenhang die oralen (»os, oris« kommt aus dem Lateinischen und heißt »Mund«) Bedürfnisse mit denen nach Geborgenheit stehen. Der Mund ist für das Kleinkind in den ersten zwei Jahren wirklich das sensibelste Organ, durch das eine Bindung mit der ernährenden, beschützenden Mutter erfolgt. Das ist aber nur eine Quelle der Geborgenheit. Die anderen Quellen liegen unter anderem im einfühlsamen Verstehen der wahren Bedürfnisse des Kindes, die sich nicht nur in der Bindung erschöpfen, sondern auch nach Loslösung trachten. Die Geborgenheit entsteht nicht durch die stete Milchlieferung der nachgiebigen Mutter, sondern durch die zuverlässige Orientierung an eindeutigen Grenzen, die von der reifen Mutter in Liebe und Vertrauen gesetzt worden sind.

Wenn durch die überpsychologisierte Kindererziehung das Symbol der Oralität auf die Nahrungsaufnahme reduziert wird, geschieht ein Unheil. Die Opfer dieser Welle sind Trinker, Fresssüchtige und Bulimiker. Die Abhängigkeit geschieht nach einer sehr einfachen Formel: Wenn sich das Kind daran gewöhnt hat, die kleinste Unzufriedenheit mit einem Getränk runterzuspülen, dann prägt sich diese Verbindung ein Leben lang ein. Später zahlt die nachgiebige Mama auch noch die Weinflasche oder die Drogen, wenn sich ihre abhängige Tochter in ihrem Unglück betäuben muss.

Damit Sie einem solchen Unheil rechtzeitig vorbeugen können, wollen wir die Gefährlichkeit der Mischung von Schlafen und Trinken näher anschauen. Es gibt nämlich noch weitere krankmachende Auswirkungen, die sich nicht nur in seelischen Störungen, sondern auch körperlich auswirken können.

Verknüpfen Sie niemals das Trinken mit dem Schlaf!

Um diese Warnung zu begründen, gelang es mir, den Kinderarzt Dr. Michael Rohr zu gewinnen. Ich lernte ihn vor Jahren in der Tübinger Kinderklinik kennen und schätzte ihn schon damals für seine ganzheitliche Sichtweise bei der Entwicklung des Kindes. Heute wirkt er in seiner Praxis in Freiburg. Er ist wie ich besorgt über die Häufung von Fehlentwicklungen im Umgang mit Kindern. Als solche Verbündete trafen wir uns bei einem Kongress.

»Herr Dr. Rohr, ich meinte, dass ich ausgiebig die pathologischen Folgen der Überforderung heutiger Kleinkinder aufdeckte, wenn sie das Bestimmungsrecht über die Art ihrer Verpflegung bekommen. In meinen Büchern über den kleinen Tyrannen und über unruhige Kinder beschrieb ich die seelischen Schäden, welche diese Kinder und mit ihnen auch die Eltern erleiden. Sie haben mich darin in Ihrem Vortrag bestätigt, darüber hinaus aber noch eine Sichtweise für die Fehlentwicklungen im körperlichen und psychosomatischen Bereich eröffnet. Ich weiß, dass etwa die Hälfte der betroffenen Kinder von der normalen Persönlichkeitsentwicklung abweicht, weil sie schon im Babyalter darüber bestimmen konnten, wie oft, wo und was sie zu trinken oder

essen bekommen. Meist geschah dies in der Nacht. Bevor wir also das Thema des Trinkschlafs, wie Sie den Zustand nennen, eröffnen, möchte ich Sie fragen, wie Sie zum nächtlichen Stillen bzw. Flaschetrinken stehen?«

Dr. Rohr: »Das hängt vom Alter ab: In den ersten ein bis drei Monaten ist es völlig natürlich, dass das Baby noch keine längere Nachtpause durchhält. Generell achte ich aber darauf, dass nicht nur bei Tage, sondern auch in der Nacht nach dem Trinken die Mahlzeit eindeutig beendet wird, indem das Baby kurze Zeit in aufrechte Position gebracht wird, um nach Möglichkeit ein Bäuerchen zu machen. Ein ganz allmählicher Übergang vom Trinken zum Schlafen ist in vielerlei Hinsicht (körperlich und seelisch!) ungünstig.

Im zweiten Vierteljahr ist eigentlich jeder Säugling in der Lage, allmählich zu einem zuverlässigen Tag-Nacht-Rhythmus zu gelangen und schließlich auch gut durchzuschlafen.«

»Ihr Begriff ›Trinkschlaf‹ für die Verknüpfung des Schlafens und des Trinkens ist wirklich passend. Welche Auswirkungen auf das leibliche Wohl hat dieser Trinkschlaf bei einem Baby? Besonders der Zusammenhang von Bauchkoliken und Magenreflux scheint wichtig.«

Dr. Rohr: »Je schläfriger ein Baby während des Trinkens wird, desto schlaffer wird auch seine Muskulatur und damit seine Bauchspannung. In einen schlaffen Sack passt mehr hinein, außerdem lassen sich Babys sehr gerne durch das schlaffördernde Nuckeln dazu verleiten, kein Ende zu finden, auch weil man bei zunehmender Schläfrigkeit nicht gleich merkt, dass das Bäuchlein kneift. Die Trinkmenge pro Mahlzeit ist folglich in vielen Fällen eine ›Zumutung‹ für den Magen, sodass dessen trichterförmiger Eingangsbereich zunehmend ausgeweitet wird und er schließlich immer schlechter schließt. Etwa ab der vierten Woche bringen solche Kinder nach der Mahlzeit wieder Nahrung hoch, können auch massiv im Schwall erbrechen und fühlen sich in der Regel zunehmend unwohl, weil ihre Magensäure die Speiseröhrenschleimhaut angreift und Sodbrennen verursacht. Dieser so genannte Magenreflux ist ein erstaunlich häufiges Problem geworden.«

»*Ein medizinischer Laie hat damit Verständnisprobleme. Könnten Sie deshalb die aus den Fugen geratenen Verdauungsprozesse noch ein wenig näher erläutern?*«

Dr. Rohr: »Betrachten wir einmal genauer, was während einer Mahlzeit im Magen geschieht: Bei einem gesunden Brustkind ist der Magen schon nach wenigen Minuten mehr als halb voll. Bei einem Flaschenkind dauert es vielleicht einige Minuten länger. Die Magensäure beginnt unverzüglich mit dem Säuerungsprozess und der Fällung der Eiweiße (aus der Milch wird ›Joghurt‹). Wenn nach einem kurzen Bäuerchen jetzt nochmal ein kleiner Nachschlag dazukommt, wird der Magen das noch gut annehmen können. Wird die Mahlzeit aber nicht nach 10 bis 15, maximal 20 Minuten eindeutig beendet und kleckern immer noch kleine Portionen hinterher, dann kann dieser Säuerungsprozess nicht ordnungsgemäß ablaufen. Zu der bereits gesäuerten und damit für die Weiterreise in den Darm optimal präparierten Milch kommt immer wieder frische, ungesäuerte Milch mit ungefälltem Eiweiß hinzu. Wenn diese Mischung durch den Magenpförtner in den Darm gelangt, führt dies zu den berüchtigten Darmkoliken und zu einer starken reflektorischen Bremsung des Entleerungsvorgangs (der Pförtner macht dicht). Das Baby ist in einer jämmerlichen Situation: Im Organismus kommen keine Nährstoffe an, sodass es weiter Hunger empfindet, vielleicht sogar ›unterzuckert‹ ist (der Blutzucker sinkt ab), wodurch es aufgeregt, zittrig und nervös wirkt. Gleichzeitig ist der Magen schon voll mit einer wenig genießbaren Mischung aus Milch und Käse. Dem Baby ist übel.«

»Und es schreit. Und sowie es schreit, schluckt es noch Luft in sich hinein. Diese drückt noch zusätzlich, und so schreit es noch mehr.«

Dr. Rohr: »Hinzu kommt der Ermüdungseffekt durch die Anstrengung. Das Baby ist fix und fertig, mehr noch: verzweifelt darüber, dass sich nach redlicher Mühe keineswegs ein sattes Wohlgefühl einstellt, sondern Übelkeit, Sodbrennen, plagender Schluckauf und zunehmendes Bauchgrimmen bei allgemeiner Erschöpfung. Vor Ermattung wird es vielleicht kurze Zeit schlafen, wahrscheinlich aber nicht lange wegen des Hungers. Möglicherweise schaffen es aber Magen und Darm doch noch, schlückchenweise die Nahrung voranzubringen und zu verwerten.«

»Sie haben schon erwähnt, dass es bestimmte Unterschiede zwischen den Brustkindern und den Flaschenkindern gibt. Hat die Muttermilch irgendwelche beschützende Funktion bei der Verdauung?«

Dr. Rohr: »Zweifellos sind die Brustkinder besser dran. Die Verdauung ist schon deshalb einfacher, weil hier keine artfremden Eiweiße mitmischen. Nichtsdestoweniger aber ist auch bei gestillten Babys auf die Ausbildung eines guten Verdauungsrhythmus zu achten. Der Magen füllt sich besser, wenn er entleert ist. Auch Brustkinder erleiden Koliken oder kolikähnliche Zustände.«

»Was raten Sie den Müttern, wenn Sie meinen, dass das Kind wirklich unter Koliken leidet? Was sollen sie machen, damit sich das Baby vom Bäuerchen befreit?«

Dr. Rohr: »Die Koliken sind natürlich ein vielschichtiges Thema. Dementsprechend gibt es tausend tolle Tipps. Ich möchte hier einen – nach meiner Erfahrung – zentralen Punkt herausstellen: Es führt fast immer zu einer deutlichen Erleichterung, wenn wir die Trinkmenge pro Mahlzeit, vor allem aber die zeitliche Dauer einer Mahlzeit mutig begrenzen, wozu uns übrigens das Baby fast immer deutliche Signale gibt: Das zügige, kräftige Trinken lässt in aller Regel nach etwa vier bis sechs Minuten nach. Das Kind sagt uns deutlich: ›Ich bin schon ziemlich satt, ich gönne mir mal eine Atempause, vielleicht kann ich auch ein Bäuerchen loswerden.‹ Nach weiteren zwei bis drei Minuten können wir mal probieren, für wie viel die Kräfte jetzt noch reichen: Fast alle Babys trinken jetzt erheblich weniger zügig, der Eifer erlahmt jetzt schon nach zwei bis drei Minuten. Wir sollten jetzt auch die Mahlzeit beenden können und anschließend (nicht etwa in der kurzen Zwischenpause!) für eine frische Windel sorgen. Nicht selten muss das Baby auch gerade jetzt seine Geschäfte verrichten.«

»Sie setzen sich also stark dafür ein, dass das Baby für alle seine Interessen genug Zeit und Raum bekommt. Eins nach dem anderen und keine kunterbunte Mischung, nicht wahr?«

Dr. Rohr: »Ja, richtig. Sie verstehen, warum man danach nicht noch einmal anlegen, sondern sich lieber vergegenwärtigen sollte, dass Babys mit einer Reihe von Grundbedürfnissen geboren werden und dass wir unserem kleinen Schatz auf mancherlei Weise Trost und Geborgenheit vermitteln können. Ein Baby, das nach dem Wickeln nur schwer zur Ruhe findet, wird am besten in aufrechter Hockposition am Körper getragen und mit Arm und Decke umhüllt, sodass es sich geborgen fühlt wie im Mutterschoß. Sehr wesentlich sind dabei die über den Körper wahrzunehmenden Lebensäußerungen, der mütterliche Atem, Herzschlag, die vertraute Stimme, sanfte, wiegende Bewegungen. Zum Verdauen möchte das Baby gern fünftes Rad am Wagen sein: Ein phänomenales Wundermittel gegen Koliken ist es zum Beispiel, wenn eine Mutter es fertig bringt, sich mit ihrem schreienden Baby auf dem Arm aufs Sofa zu setzen und unbeirrt damit zu beginnen, dem größeren Kind (oder aber sich selbst!) etwas vorzulesen. Das Baby wird erstaunlich rasch Ruhe finden.«

»Ja, die Gelassenheit wirkt wie ein Wunder. Sie gehört auch zum Gefühl der Geborgenheit. Aber ein weiterer Bestandteil ist die Klarheit, mit der die Mutter ihrem Baby die Lebensbereiche strukturiert: Du hast gegessen, jetzt kannst du in Ruhe verdauen und dann ...«

Dr. Rohr: »Eine zweite, sehr bewährte Empfehlung: Zwei- bis dreimal am Tag schauen wir, dass wir nach der Mahlzeit und dem anschließenden Wickeln uns zügig fertig machen und für dreißig bis fünfundvierzig Minuten die Wohnung verlassen, je nach Geschmack mit Kinderwagen oder Tragetuch. Wichtig ist dabei, dass man es für sich selbst tut, sich Bewegung verschafft, man hat es sich ja wohl weiß Gott verdient! Besser funktioniert das natürlich bei Müttern, die schon während der Schwangerschaft keine ständigen Stubenhocker waren, sondern ihre Freizeit zu ausreichender Bewegung nutzten: Babys haben eine starke Erinnerung an das frühere Leben!

Noch ein Wort zum Bäuerchen: Schlaff oder liegend bäuert es sich wesentlich schlechter als aufrecht und im beherzt stützenden Griff, möglichst in Hockposition am Körper von Mutter oder Vater. Sanftes, rhythmisches Klopfen auf Rücken oder Gesäß und ruhige, tröstende Worte können sehr hilfreich sein.

Im Übrigen haben mir viele Eltern berichtet, dass nach Einführung der Devise: ›In der Kürze liegt die Würze!‹ unter anderem auch das Bäuerchen aufhörte, ein Problem zu sein.«

»Kehren wir der Vollständigkeit halber noch einmal zu den Störungen zurück! Welche Schäden kann der Trinkschlaf bei älteren Säuglingen und Kleinkindern bewirken? Sie sprechen von Störungen der Mund- und Rachenflora, von Schleimhautschwellungen und Infektanfälligkeit. Wie ist der Zusammenhang?«

Dr. Rohr: »Eine normale Mund- und Rachenflora, das heißt die Mischung aus verschiedenen, zur allgemeinen Gesundheit und Robustheit beitragenden Keimen in Mund, Rachen und Nase, übrigens ganz ähnlich auch im Darm, ist keine selbstverständliche Konstante, sondern stark abhängig vom Alter, von den Lebensgewohnheiten, vor allem aber von den Ernährungsbedingungen. So verändert sich zum Beispiel beim Säugling mit Einführung der Beikost (insbesondere durch die Gemüsemahlzeit) diese Keimmischung, was für die Robustheit gegenüber Erkrankungen im zweiten Lebenshalbjahr sehr wichtig ist. Wenn nun aber unmittelbar beim Einschlafen oder kurz davor oder auch bei einer Schlafunterbrechung in der Nacht nährstoffhaltige Flüssigkeiten getrunken werden, bewirkt eine nachfolgende Verschiebung vom alkalischen ins saure Milieu sowie die ›Überdüngung‹ eine völlige Veränderung der Situation mit abnormem Keimwachstum auf den Schleimhäuten und in den Mandeln. Die Folge ist eine ständige Schleimhautschwellung, eine röchelnde, besonders gegen Morgen auffällig behinderte Atmung (›Milchschnupfen‹) und im Durchschnitt eine deutlich gesteigerte Infektanfälligkeit.«

»*Sie sprechen von der so genannten lymphatischen Einlagerung bei den schlaftrinkenden Kindern. Was ist darunter zu verstehen?*«

Dr. Rohr: »Wenn die letzte Mahlzeit abends mit dem Löffel gegessen wird, erst recht, wenn ab dem neunten Monat kleine Brotstückchen mit ein wenig Belag gereicht werden und so das Abendbrot eine immer aktivere, fröhliche Beschäftigung von Kind und Mutter wird, dann bewegt sich nicht nur viel in Mund und Schlund, sondern auch drum herum. Gesicht und Schleimhäute sowie die tausendfältigen Lymphgefäße darunter werden intensiv bewegt und massiert, die Lymphe (Gewebsflüssigkeit) wird weitergepumpt, unter anderem auch durch die Mandeln und die weiteren lymphatischen Organe (die ›Antennen‹ des Immunsystems), die Schleimhäute, aber auch das Gesicht wird etwas gestrafft und weniger teigig. Sehr viele schlaftrinkende Kinder haben eine so genannte lymphatische Stauung, das heißt, sie fallen durch eine wächserne Blässe des Gesichtes mit bläulichen Ringen oder Schatten unter den Augen bei etwas teigig geschwollenen Lidern auf. Bei aufmerksamem Blick in die Mundhöhle kann man entsprechende Veränderungen auch dort erkennen (Gaumenbögen, Zäpfchen, Mandeln).

Aus zwei Gründen sind diese Veränderungen beim trinkschlafenden Kind am ausgeprägtesten: Einerseits geschieht die Nahrungsaufnahme nicht unter der geschilderten Druckmassage, einer aktiven Lymphdrainage durch den Kauvorgang wie bei der altersgerechten Abendmahlzeit, sondern im Gegenteil unter Sogbedingungen, das heißt, der Unterdruck in der Mundhöhle führt auch zu einer entsprechenden Stagnation, einem Stehenbleiben der Lymphe in der Schleimhaut und in den Nachbarregionen mit entsprechend gedunsener Beschaffenheit der Schleimhautstruktur. Zusätzlich bleiben an der Schleimhautoberfläche die Bedingungen der Einschlafsituation (Nährstoffanreicherung, pH-Verschiebung, sogar wenn wir nur Wasser in der Flasche haben, erst recht bei anderen Flüssigkeiten) sehr lange bestehen, weil kaum Speichel nachfließt und nur sehr langsam das normale und gesundheitsförderliche Milieu wieder hergestellt wird. Insgesamt bestehen ideale Voraussetzungen für abnormes Keimwachstum, häufig findet man auch eine Mischung aus Speichel, Schleim, zersetzten Milchresten auf dieser geschwollenen Schleimhaut, sodass man sich über den chronischen Schnupfen nicht mehr wundern sollte.«

»Kann man die Vergrößerung von Tonsillen und Rachenmandeln als Folge davon verstehen?«

Dr. Rohr: »Durch die beschriebene Störung des Milieus im Rachen und Nasenrachen wird die Vergrößerung von Tonsillen und Rachenmandeln erheblich begünstigt. Erst recht natürlich, wenn auch eine familiäre Neigung dazu besteht. Natürlich gibt es noch weitere Faktoren. – Ich möchte aber noch auf andere Folgen kurz eingehen. Zum Beispiel, welchen Einfluss es auf die Haltung der Halswirbelsäule hat.

Eine Behinderung der Atmung in den oberen Luftwegen (chronisch enge Nase, Rachenmandelvergrößerung, Mandelvergrößerung, Zungenfehlhaltung und Neigung zum ständig offen stehenden Mund) bewirkt eine Überstreckung der Halswirbelsäule, weil man in dieser Haltung noch am ehesten eine Erleichterung der Atmung erreichen kann. Dies führt zu einer typischen Kopfhaltung und auch zu einer Veränderung des Profils (schmaler, etwas nach vorne gezogener Oberkiefer mit spitzgotischem Gaumen, fliehendes Kinn), die jeder HNO-Arzt auf Anhieb erkennt. Mit den Folgen dieser anatomischen und funktionellen Veränderungen müssen sich dann sehr oft Logopädinnen und Kieferorthopäden befassen, was mit einem ungeheuren Aufwand für alle Beteiligten verbunden ist, nicht zuletzt für unsere Krankenkassen.«

»Wie viele durch den Trinkschlaf betroffene Kinder sehen Sie in Ihrer Praxis?«

Dr. Rohr: »Ich schätze ihren Anteil auf etwa 25 Prozent.«

»Das ist erschreckend viel. Eigentlich müssten wir den Kindern schnell helfen und bei den noch nicht betroffenen rechtzeitig vorbeugen. Für die Leser dieses Buches sind Ihre Informationen sehr aktuell. Könnten Sie uns anraten, wie man es richtig macht? Wie oft soll nach Ihrer Meinung das Baby im Alter von null bis drei und von drei bis sechs Monaten in der Nacht Nahrung bekommen? Ab welchem Alter empfehlen Sie, dem Kind kein Getränk in der Nacht zu geben?«

Dr. Rohr: »Im Alter von null bis drei Monaten darf das Baby noch vollständig den Fütterungsrhythmus bestimmen, vorausgesetzt, wir halten einen Mindestabstand von zweieinhalb bis drei Stunden zwischen den Mahlzeiten ein. Bei Beachtung dieser Regel verlängern sich die Intervalle später ganz automatisch.

Bei drei bis sechs Monate alten Kindern gibt es auch eine hilfreiche ›Automatik‹ : Wenn es gelingt, die Mahlzeit immer häufiger durch eine fröhliche Zwiesprache zwischen Mutter und Kind zu ergänzen und abzulösen, wenn es gelingt, innerhalb einer Wachphase das Stillen bzw. die Flasche ziemlich an den Beginn und nicht etwa ans Ende zu setzen, wenn die Aufnahmefähigkeit bereits ab- und das Schlafbedürfnis zunehmen, dann werden Kind und Mutter spätestens mit dem fünften oder sechsten Monat einen erquickenden Schlaf genießen können. Eine Ausnahme bilden selbstverständlich Kinder mit angeborenen Erkrankungen, stark untergewichtige Kinder und solche Kinder, bei denen die Mutter über den sechsten Lebensmonat hinaus versucht, ausschließlich zu stillen. Dies gelingt nicht ohne eine zusätzliche Stimulation der Milchproduktion durch ein- bis zweimaliges Anlegen in der Nacht. Unter Normalverhältnissen rate ich, die Abendmahlzeit mit fünf bis spätestens sechs Monaten auf einen Brei umzustellen, danach auf keinen Fall nochmals anzulegen oder die Flasche zu reichen. Wenn dennoch in der Nacht Durst aufkommt, empfehle ich Wasser aus der Leitung mit dem Zahnputzbecher, mit der Lerntasse, oder erkalteten, ungesüßten Tee aus solchen Gefäßen. Das Entscheidende ist, eine Verknüpfung zwischen einschläferndem Nuckeln und Einschlafen nicht zuzulassen, so verführerisch das auch sein mag. Mit anderen Worten: Durst ist erlaubt, wird möglichst gemeinsam in Bad oder Küche befriedigt. Anreize für solche zunächst beliebten und letztendlich fatalen Schlafunterbrechungen werden vermieden, zum Wohle aller Beteiligten. Die anderen möglichen ›Einschlafrutschbahnen‹ wie Umhertragen, Herumfahren mit dem Auto in der Nacht und vieles andere mehr sind Parallelen, stehen hier jedoch nicht zur Debatte.«

»Herzlichen Dank, lieber Herr Dr. Rohr, für Ihre wertvollen Auskünfte.«

Ordnen Sie den Tag- und Nachtrhythmus sowie den Tagesablauf

Sie haben bereits bemerkt, wie wichtig es für Leib und Seele des Kindes ist, seine Lebensbereiche eindeutig voneinander zu unterscheiden. Jeder Bereich stellt andere Ansprüche (zum Beispiel an das Verdauungssystem), schenkt aber auch andere Erlebnisse (beispielsweise Träume). Indem diese Bereiche klar getrennt sind, findet das Kind seine Orientierung. Die Trennung ist räumlich und zeitlich nachzuvollziehen. Es dreht sich dabei nicht nur – wie im letzten Kapitel – um das Trinken und den Schlaf, sondern vor allem um die klare Unterscheidung zwischen Tag und Nacht und auch zwischen den einzelnen Tätigkeiten während des Tagesablaufes.

Im Prinzip rate ich Ihnen zu etwas sehr Einfachem. Man muss sich wundern, warum für diese Selbstverständlichkeiten mehrere Papierseiten verschwendet und ganze Vorträge gehalten werden müssen. Nun – das Wahre ist immer einfach. Erst wenn man das Wahre verlässt, wird es kompliziert. So verhält es sich mit einem gut markierten Wanderweg. Er führt ganz sicher zum Gipfel. Einem Wanderer kommt es aber banal und langweilig vor, immer den geraden Weg zu gehen. Er nimmt sich die Freiheit, anders als die Massen vor ihm zu gehen und die Pfade nach seinem Gefallen einzuschlagen. Vielleicht findet er sogar schneller als die Massen zum Gipfel und kann sich über seinen Mut und seine Kraft freuen. Vielleicht stößt er dabei auf Umwege und trifft auf Sackgassen, die in Schluchten und Gletscherspalten führen. Er kommt in Gefahr und braucht Hilfe. Ähnlich ergeht es auch uns, wenn wir uns die Freiheit nehmen, es anders als die Millionen Menschen vor uns zu machen. Manche Eltern und Pädagogen meinen, dass es schön ist, dort einzuschlafen, wo der Mensch bereits zu gähnen beginnt – einerlei, ob vor dem Bildschirm oder inmitten der Spielsachen auf dem Teppich –, und ganz individuell nach dem eigenen Hungergefühl zu essen. Um diese persönliche Freiheit zu rechtfertigen, beruft man sich auf die primitiven Völker. Der Insulaner legt sich am hellen Tag unter die Palme und schläft. Er pflückt sich eine Kokosnuss, wann immer er will. Bei dieser Argumentation wird jedoch vergessen, dass sich der Insulaner genau nach dem Tageslicht und der Dunkelheit richten muss, weil er keine künstliche Beleuchtung hat. Wenn er Fische fangen möchte, muss er sich dem Rhythmus von Ebbe und Flut anpassen. Wenn er stets in diese großen Rhythmen eingebunden ist, dann schaden ihm seine kleinen Freiheiten sicher nicht. Weil wir unter den Bedingungen unserer technischen Machbarkeit die großen kosmischen Rhythmen scheinbar

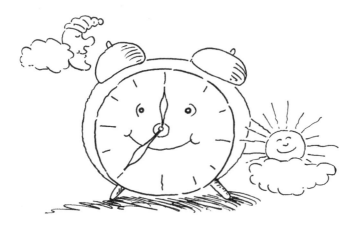

nicht respektieren müssen, kommen wir in Engpässe und müssen umso bewusster für das Einhalten der Rhythmen sorgen.

- Geben Sie also jedem Lebensbereich sein eigenes Territorium! Achten Sie darauf, dass man nur zu bestimmten Zeiten und an einem bestimmten Ort schläft.
- Sorgen Sie für eine zeitliche Verteilung der Mahlzeiten, und sorgen Sie dafür, dass nur an bestimmten Orten gegessen und getrunken wird, zum Beispiel nur am Esstisch, wobei das Kind immer auf seinem Stuhl sitzt. Für das Baby ist natürlich der stabile Ort für die Nahrungsaufnahme die Brust der Mutter, gleichgültig, welche Orte sie selbst aufsucht.
- Bestimmen Sie, wo das Kind sein Territorium für das Spielen haben darf. Dieses Territorium sollen Sie grundsätzlich vom Territorium des Schlafens und vom Territorium des Essens trennen. Und sorgen Sie dafür, dass in dem jeweiligen Territorium die dortige Tätigkeit auch vollzogen wird. Wird das Spiel beendet, wird das Spielzeug aufgeräumt. Das Kind bleibt so lange sitzen, bis es sich satt gegessen und getrunken hat und steht zwischenzeitlich nicht auf. Im Bett oder in der Hängematte bleibt das Kind so lange liegen, bis es eingeschlafen ist und gut durchgeschlafen hat.
- Fürchten Sie sich nicht vor der Sturheit dieser Regeln! Es mag sich wie ein Widerspruch anhören, aber die eingehaltenen Regeln garantieren Orientierung in Zeit und Raum und verleihen uns das Gefühl der Freiheit.

Fassen wir noch einmal zusammen, wie Sie den ruhigen Schlaf Ihres Kindes bewirken können:

- Bringen Sie Ihrem Kind den eindeutigen Unterschied zwischen Tag und Nacht bei.
- Verknüpfen Sie den Schlaf mit keiner anderen Tätigkeit wie Trinken, Von-Bett-zu-Bett-Gehen u.Ä.!
- Bestehen Sie auf einem bestimmten Ort und auf einer bestimmten Zeit zum Schlafen!
- Sorgen Sie für eine entspannte Atmosphäre! Vermeiden Sie »dicke Luft«!
- Hemmen Sie die unruhigen Bewegungen des Kindes, indem Sie es gut einhüllen!
- Sorgen Sie für die »Verrhythmisierung« der Situationen, die zur endgültigen Entspannung führen (Rituale, Wiegen usw.)!
- Lassen Sie keine Abweichungen zu! Sie bestimmen die Regeln des Schlafens und nicht das Kind.
- Und wenn das Kind trotzdem schreit? Dann lassen Sie es schreien. Das können Sie mit bestem Gewissen tun – vorausgesetzt, dass das Kind nicht krank ist –, denn Sie haben Ihrem Kind alles gegeben, was es braucht: Es hat gut getrunken, ist trocken gewickelt, hat Rhythmus und befindet sich in Ihrer unmittelbaren Nähe. Reagieren Sie auf Ihr Kind nicht mehr. Es wird sich früher oder später selbst beruhigen.

Einige Tipps zur Lösung der Schlafprobleme größerer Kinder

So wie am Anfang dieses Buches, bediene ich mich auch hier einer Geschichte aus meiner Beratungsstunde:

Als Jasmin fünf Jahre alt war, bekam sie zu ihrer großen Freude ein Brüderchen. Die Freude dauerte aber nicht lange. Die Mutti wurde von dem Baby die ganzen Abende und die ganzen Nächte hindurch besetzt. Zum Vati konnte sie nicht immer kommen, weil er stets auf Reisen war. Noch am ehesten stimmte für sie die Welt in den Nächten, die sie bis dahin immer im Ehebett zwischen Mutter und Vater verbrachte. Aber die Mutter wurde ihr gegenüber immer nervöser, wenn sie von ihr etwas verlangte, und letzten Endes sprach sie immer öfter davon, dass es für sie besser wäre, wenn sie endlich ihr eigenes Bett hätte. O Schreck!

Mit diesem Problem kamen die Eltern zu mir. Wie sollten Sie es machen, dass sich Jasmin mit ihrem eigenen Bett abfindet? Ich meinte, dass dieser Zeitpunkt der allerungünstigste sei. Für die Loslösung vom Ehebett hätte man lange bevor das Brüderlein kam sorgen müssen. Sonst hätte sich Jasmin jetzt einbilden können, dass sie wegen ihm in die »Verbannung« gehen muss. Aber die Notwendigkeit der Loslösung war da. Weder die Mutter noch der Vater waren willig, das Theater im gemeinsamen Bett fortzusetzen. Wie sollte man es aber anstellen, dass Jasmin das Ehebett verlässt? Meine Empfehlung war, dafür zu sorgen, dass Jasmin gerne ihr eigenes Bett annimmt. Das eigene Bett dürfte nämlich nicht zum Strafkommando werden. Jasmin war zu motivieren. Sie sollte ihre Freundinnen besuchen und schauen, in welchen Betten sie schlafen, um ihr das »Großsein« schmackhaft zu machen (dabei sollte sie auf zärtliche Zuwendung nicht verzichten müssen, damit sie nicht glaubt, dass Maxi mehr bekommt). So könnte die Mutter beispielsweise zu Jasmin sagen: »Kleine Kinder, die noch bei den Eltern schlafen, gehen ja noch nicht ins Ballett, nur die Großen. Wir werden dich, liebste Jasmin, zu deinem heiß ersehnten Ballett anmelden, sobald du auch groß bist.« Ihr Bett sollte sich Jasmin selber im Möbelgeschäft auswählen, auch die Kissen und die Zudecke mit den schönen Mustern. Ins Bett darf sie ihre geliebten Stofftiere mitnehmen, die ihr Gesellschaft leisten (in der Psychologie sprechen wir von Übergangsobjekten). Mithilfe einer Schnur konnte sie sich von ihrem Bett aus mit der Mutti verbinden; das eine Ende hielt Jasmin in ihrer Hand und das andere Ende die Mutti im Ehebett. »Jedes Mal, wenn du mich brauchst, Jasmin, ziehst du an der Schnur, und ich komme. Aber bis dahin bist du schon eingeschlafen. Und wir lassen dich nicht alleine einschlafen. Einer von uns Eltern begleitet dich in dein Bett, schmust mit dir noch, erzählt dir eine Geschichte, betet mit dir zum Schutzengel, macht dann das Licht aus und bleibt so lange an deinem Bett sitzen, bis du einschläfst. Und wenn du aufwachst, dann freuen wir uns riesig.«

Gesagt, getan. Diese Empfehlungen schlugen zu Buche. In wenigen Tagen war Jasmin ganz stolz darauf, dass sie kein Baby mehr ist, freute sich über ihr Bett und fühlte sich geliebter als in den vergangenen Monaten, weil sie eigentlich viel mehr Zuwendung und Bestätigung bekam und diese nicht mit Nachdruck verlangen musste.

Etwa nach einem Jahr kam die Familie wieder zu mir. Schon wieder drängte sich Jasmin ins Ehebett. Wegen Maxi sei es sicher nicht, der schlafe zwischenzeitlich auch schon

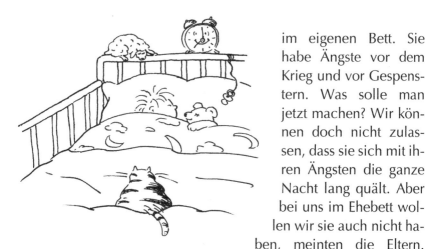

im eigenen Bett. Sie habe Ängste vor dem Krieg und vor Gespenstern. Was solle man jetzt machen? Wir können doch nicht zulassen, dass sie sich mit ihren Ängsten die ganze Nacht lang quält. Aber bei uns im Ehebett wollen wir sie auch nicht haben, meinten die Eltern. Meine Empfehlung hieß: Nehmen Sie die Ängste des Kindes ernst. In diesem Alter ist das Kind immer noch in seiner magischen Phase, die Fantasie ist noch mächtig am Werk, und das kritische Denken für reale Zusammenhänge ist erst schwach ausgebildet, sodass das Kind noch nicht zwischen einem Traum bzw. Albtraum und der Wirklichkeit unterscheiden kann. Wenn sich das Kind an der Grenze zwischen Traum und Wachsein befindet, glaubt es wirklich, dass die Raketen durchs Fenster eindringen, dass die Monster durch das Schlüsselloch durchschlüpfen oder dass es von Gangstern entführt wird. Es ist die Aufgabe der Eltern, dem Kind bei der Verarbeitung solcher massiven Ängste zu helfen. Das größere Kind muss aber auch schon wissen, dass es mit seinem Erscheinen im Ehebett den Schlaf seiner Eltern stört. Mutti oder Vati müssen ihm sagen: »Du störst mich, Jasmin. Ich möchte gerne alleine schlafen. Das weißt du doch. Wenn du aber so große Ängste hast, dass du mich stören musst, dann gebe ich dir Schutz. Ich halte dich so fest, dass kein Gespenst dich sehen kann. Dein Kopf kommt in meine Halskuhle, deine Hände zwischen deinen und meinen Bauch, deine Beine zwischen meine Beine, und so schlafen wir zusammen. Und nicht anders. Wenn es dir aber zu eng sein sollte, dann brauchst du offensichtlich keinen Schutz mehr. Dadurch gibst du mir ein klares Zeichen dafür, dass deine Angst nicht so arg ist. Dann bestehe ich darauf, dass du mit deiner kleinen Angst in dein Bett gehst und lernst, deine kleinen Ängste zu ertragen.«

Auch diese Empfehlung half. Als Jasmin wieder einmal ins Bett ihrer Eltern schlüpfte und von ihrer Mutti, wie angeraten, fest in den beschützenden Arm genommen wurde, empfand sie es zunächst als ganz toll, aber in wenigen Minuten schon war es ihr zu eng und zu heiß, sie beschwerte sich über das Schwitzen und wollte ihre Beine freier haben. Und als die Mutti sie vor die Entscheidung »Entweder-oder« stellte, jedoch nichts dazwischen, entschied sich Jasmin, lieber in ihr Bett zu gehen. Dort habe sie es freier.

Nach meiner Erfahrung verhilft diese Empfehlung zu 95 Prozent den betroffenen Kindern zum eigenständigen Schlaf. Der Rest ist dann Gegenstand weiterer Sorge. Wenn nämlich das schon größere Kind lieber die Unfreiheit im Nest als seine Selbstständigkeit will, dann handelt es sich um wirklich massive Ängste. Je nach der ermittelten Ursache sind dann die Ängste zu behandeln. Meist ist eine psychotherapeutische Hilfe nicht nur für das Kind, sondern für die Familie fällig. Mit seinen massiven Ängsten signalisiert das Kind ja oft, dass in seiner Familie etwas nicht in Ordnung ist.

Und was kann ich Ihnen am Ende dieses Buches noch raten? Ich bin sicher, liebe Eltern, dass Sie und Ihr Kind eine erholsame Nachtruhe haben werden, wenn Sie das Gelesene in die Tat umsetzen. Und vielleicht träumen Sie dann auch wieder von weiterem Kindersegen.

Musik zum Einschlafen

Zu diesem Buch wurde eigens eine Einschlafmusik komponiert, die Kindern das Gefühl von Sicherheit und Geborgenheit vermittelt. Die CD *Musik zum Einschlafen. So schlafen und träumen Kinder gut* von Franz Schuier ist im Buchhandel oder direkt über den Kösel-Verlag erhältlich.

Die einzelnen Stücke dieser CD haben in sich eine klare Struktur und einen je eigenen Charakter. Die ersten Stücke sind lebhafter, um die Kinder im Alltag abzuholen, im Laufe der CD wird die Musik langsamer und ruhiger.

1. Im Kinderzimmer 3:48
2. Betthupferl 4:43
3. Das Sandmännchen kommt 4:58
4. Im Reich der Bergkristallkönigin 5:40
5. Besuch von der Traumfee 4:00
6. Wunsch der Mondfrau 3:22
7. Lichterreigen 4:44
8. Wolkenreise 4:03
9. Geborgen 4:33
10. Sternengeflüster 6:40

Gesamtspieldauer: 46:31 Minuten
(Komposition, Arrangement und Einspielung: Franz Schuier, Konzeption und Idee: Michael Dolles.)
Bestellnummer: 3-466-45744-0

Literaturempfehlungen

Hellinger, Bert: *Ordnungen der Liebe. Ein Kursbuch*, Heidelberg, 7. Aufl. 2001

Kirkilionis, Evelin: *Ein Baby will getragen sein. Alles über geeignete Tragehilfen und die Vorteile des Tragens*, München, 6. Aufl. 2003

Leboyer, Frédérick: *Sanfte Hände. Die traditionelle Kunst der indischen Baby-Massage*, München, 20. Aufl. 2003

Liedloff, Jean, *Auf der Suche nach dem verlorenen Glück. Gegen die Zerstörung unserer Glücksfähigkeit in der frühen Kindheit*, München 2002

Lothrop, Hannah: *Das Stillbuch*, München, 27. Aufl. 2002

Montessori, Maria: *Kinder sind anders*, München, 2. Aufl. 1997

Prekop, Jirina: *Der kleine Tyrann. Welchen Halt brauchen Kinder?* Erweiterte Neuauflage, München 1998

Prekop, Jirina: *Hättest du mich festgehalten ... Grundlagen und Anwendung der Festhalte-Therapie*, München 1999

Prekop, Jirina/Schweizer, Christel: *Unruhige Kinder. Ein Ratgeber für beunruhigte Eltern*, München 1997

Prekop, Jirina/Schweizer, Christel: *Kinder sind Gäste, die nach dem Weg fragen. Ein Elternbuch*, München, 16. erw. Neuaufl. 2003

Schweizer, Christel/Prekop, Jirina: *Was unsere Kinder unruhig macht ... Ein Elternratgeber: Aufklärungen über Ursachen der Hyperaktivität, Empfehlungen zur Förderung der normalen Entwicklung*, Stuttgart, 2. Aufl. 1997

Weber, Gunthard (Hrsg.): *Zweierlei Glück. Die systemische Psychotherapie Bert Hellingers*, Heidelberg, 14. Aufl. 2001

Bildnachweis

Die Bilder auf den Seiten 40, 41 und 42 sind aus dem Buch »Die Wiege. Volkskundlich – kulturgeschichtlich – kunstwissenschaftlich – medizinhistorisch. Eine Wiegen-Typologie mit über 500 Abbildungen« von Friedrich von Zglinicki, Verlag Friedrich Pustet, Regensburg 1979.

Das Foto auf Seite 43 und 120 wurde von *Die Hängematte* (siehe Bezugsnachweis) zur Verfügung gestellt.

Die Zeichnung auf Seite 93 stammt von Brigitte Schneider, Gauting, und ist das Titelbild von Jirina Prekops Bestseller »Der kleine Tyrann. Welchen Halt brauchen Kinder?«

Bezugsnachweis

Hängematten für Babys und Kinder, wie sie von Jirina Prekop empfohlen werden, erhalten Sie bei:

Die Hängematte
Immenhofer Str. 45
70180 Stuttgart
Tel. 0711/649 26 34
Fax 0711/649 26 36
e-mail: service@die-haengematte.de

Leben mit Kindern

Jirina Prekop bei Kösel

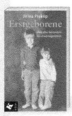

ERSTGEBORENE
208 Seiten. Gebunden
ISBN 978-3-466-30529-2

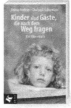

KINDER SIND GÄSTE, DIE
NACH DEM WEG FRAGEN
160 Seiten. Kartoniert
ISBN 978-3-466-30546-9

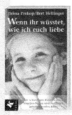

WENN IHR WÜSSTET, WIE
ICH EUCH LIEBE
280 Seiten. Gebunden
ISBN 978-3-466-30470-7

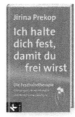

ICH HALTE DICH FEST,
DAMIT DU FREI WIRST
ca. 208 Seiten. Gebunden
ISBN 978-3-466-30812-5

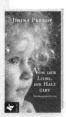

VON DER LIEBE,
DIE HALT GIBT
144 Seiten. Gebunden
ISBN 978-3-466-30512-4

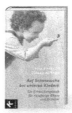

AUF SCHATZSUCHE BEI
UNSEREN KINDERN
160 Seiten. Gebunden
ISBN 978-3-466-30730-2

SACHBÜCHER UND RATGEBER **www.koesel.de**
kompetent & lebendig.   Kösel-Verlag München, info@koesel.de

Leben mit Kindern

Zufriedene Kinder, entspannte Eltern

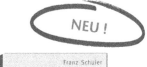

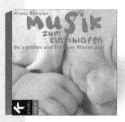 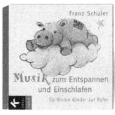

Franz Schuier
MUSIK ZUM EINSCHLAFEN
So schlafen und träumen Kinder gut
CD, Laufzeit 47 Minuten
Best.-Nr. 978-3-466-45744-1

Franz Schuier
MUSIK ZUM ENTSPANNEN UND EINSCHLAFEN
So finden Kinder zur Ruhe
CD, Laufzeit ca. 60 Minuten
Best.-Nr. 978-3-466-45826-4

Um einzuschlafen brauchen Kinder ein Gefühl von Sicherheit.
Die speziell für Kinder komponierte Einschlafmusik hilft, eine solche geborgene Atmosphäre zu schaffen. Franz Schuier, Musiker, Komponist und Vater von drei Kindern, versteht es, seine Musik auf die Einschlafbedürfnisse der Kinder und das Ruhebedürfnis der Erwachsenen abzustimmen.

 SACHBÜCHER UND RATGEBER
kompetent & lebendig.

www.koesel.de
Kösel-Verlag München, info@koesel.de